LES DERNIÈRES PAGES ?...

Georges LE BRETON

LES DERNIÈRES PAGES ?...

Préface du

Professeur Michel MIGNON

L'Harmattan

Du même auteur

Bouche et Sida, Film VHS, par l'auteur et Fabrice Rouleau, produit par le CNO, *1993.*
Traité de Sémiologie et clinique odontostomatologique, Éditions CdP, *1997.*
CD-Rom : *Principales lésions de la muqueuse buccale,* Éditions CdP, *1998.*
CD-Rom : *Granulomes - Tumeurs des maxillaires,* Éditions CdP, *2001.*
Premiers pas d'après la mort, Éditions L'Harmattan, *2005.*
Entretiens avec un ami disparu. Suivis de *Réflexions et Bavardages*, Éditions L'Harmattan, *2008.*
Paroles de dialysé, Éditions L'Harmattan, *2010.*

Le film *Bouche et Sida* et le témoignage *Premiers pas d'après la mort* ont été primés par l'Académie de Médecine.

5-7, rue de l'École-Polytechnique ; 75005 Paris
http://www.librairieharmattan.com
diffusion.harmattan@wanadoo.fr
harmattan1@wanadoo.fr
ISBN : 978-2-336-00328-3
EAN : 9782336003283

Remerciements

J'exprime ma reconnaissance

- à Monsieur le Professeur Michel Mignon qui a accepté spontanément de lire mon manuscrit et d'en écrire la préface. L'analyse qu'il fait de mon livre mérite compliments et réflexions.
  Avec ma respectueuse gratitude.

- A Marie-Laure Raynaud, compétente et dévouée, qui a su rester attentive à mes remarques pour aboutir à un texte bien structuré correspondant à mes souhaits.
  Meilleures amitiés et chaleureuse affection.

- A mes étudiants, mes élèves considérés comme mes enfants et qui m'ont fait le plus beau cadeau, leur réussite dans leur parcours professionnel, avec le respect de la morale et de l'éthique.

A Paule,

A mes filles Geneviève et Marie-Hélène
A mes cinq petits-enfants.

« Le voyage s'achève à la naissance de l'amour »,
Shakespeare

AVANT - PROPOS

* : les astérisques renvoient au glossaire en fin d'ouvrage.

Au crépuscule de ma vie, je prends quelque distance par rapport à moi-même et au monde. Et pourtant j'agis, je conseille des gens, des jeunes surtout, j'assume chaque jour des responsabilités que la sagesse m'a confiées.
Pourtant, je ne suis pas un philosophe solitaire, ni un mystique religieux contemplatif retiré dans une retraite d'anachorète*. Je suis simplement un homme que la maladie a d'abord cassé, mais que la médecine et les médecins ont reconstruit, peut-être sans le savoir, en valeureux et glorieux personnage. Je suis dans le monde, mais sans lui appartenir totalement. Par là, par ce centre inamovible, c'est là que j'entends situer l'essentiel de moi-même. C'est là qu'est ma vraie liberté, peut-être la seule. Engagements, actions dans l'affrontement, épreuves, chagrins, démentis, ne peuvent affecter cet espace intérieur, le vrai.

À 85 ans, en cette période incertaine de l'année, je chemine plus que jamais sur un océan d'incertitudes : à l'heure où l'homme dispose de tant de moyens à sa portée, moyens techniques, projections dans l'avenir, donations, subventions diverses, mécanismes de défense par lequel il voit chez autrui des idées, des affects (désagréables ou méconnus) qui lui sont propres, que fait-il de l'Homme, de son passé, de son présent et de son avenir ?

La vraie vie, c'est de savoir nourrir à cette part de soi-même qui s'agite sans cesse à produire des idées. J'essaie de vieillir dans une compréhension qui dépasse tout jugement et dans cette paix intérieure qui dépasse toute compréhension.
Mais la véritable perfection n'est-elle pas le retour à ce soi-même essentiel pur et sans cosmétique, mais au contraire dans la simplicité, la nudité de l'enfance heureuse et éblouie ?

Faute de savoir être, les jeunes se déguisent, se rasent la tête ou, au contraire, laissent pousser leurs cheveux abondamment, mettent des boucles à leurs oreilles, se barbouillent de fards pour séduire, car ils ne se sentent exister qu'à travers les regards du monde. Les vieillards désespérés se maquillent aussi, pour se prouver que leur regard brille encore dans l'œil d'autrui. Mais l'homme éternel est transparent. Il s'appartient entièrement. Il est le souvenir du vrai royaume.

Après avoir écrit un troisième livre « Paroles de Dialysé », je pensais en avoir terminé avec les principaux sujets qui me tenaient à cœur. C'était essentiellement des témoignages relatant des événements difficiles de ma vie, même si des moments heureux cherchaient à les contrebalancer pour montrer que l'existence n'est pas que charges, peines et douleurs, mais que la bonté et la beauté de l'âme peuvent nous aider à atteindre certains sommets où la rencontre de la foi fera le reste.

La partie clinique parfois de certains sujets ayant été volontairement occultée, il m'a semblé qu'il me fallait maintenant y revenir. Ajoutons à cela que le besoin irrésistible d'écrire à nouveau ne me lâchait pas, bonne occasion pour revenir sur des questions d'actualité et d'informations à donner au lecteur.

Alors, rejoignons Montesquieu* qui écrivait dans ses pensées :
« Pour bien écrire, il faut sauter les idées intermédiaires, assez pour n'être pas ennuyeux, pas trop, de peur de n'être pas entendu ».

Il faut comprendre que, depuis mes sévères pépins de santé, j'ai senti que quelque chose avait modifié la belle mécanique de mon corps et marqué mon époque. Impossible de vous dire mon âge, il change tout le temps.

Mais, à chaque époque de la vie, correspond un état, ou plutôt un état d'esprit qui dure plus ou moins avec l'humeur du moment. Bien que tentant de maîtriser les moments difficiles et de les retourner contre eux-mêmes pour en tirer le dernier maillon d'une chaîne où alternent la joie et la tristesse, j'ai retrouvé dans un des essais écrits par Simone de Beauvoir* en 1972 intitulé « Tout compte fait ». Elle écrit :
« Toute douleur déchire, mais ce qui la rend intolérable, c'est que celui qui la subit se sent séparé du monde ; partagée, elle cesse au moins d'être un exil. Ce n'est pas par délectation morose, par exhibitionnisme*, par provocation que souvent les écrivains relatent des expériences affreuses ou désolantes : par le truchement des mots, ils les universalisent et ils permettent aux lecteurs de connaître, au fond de leurs malheurs individuels, les consolations de la fraternité.

C'est, à mon avis, une des tâches essentielles de la littérature et ce qui la rend irremplaçable : surmonter cette solitude qui nous est commune à tous et qui cependant nous rend étrangers les uns aux autres ».

De même qu'une image à peine entrevue est parfois le signal d'une longue rêverie intérieure, ainsi ces réflexions d'un praticien, en somme d'un homme qui a passé sa vie à soigner ses semblables, ces pensées libérèrent en moi, ce soir-là, le désir d'écrire ce livre.

Alors, la boucle sera bouclée, puisque j'aurais écrit, sous une forme simple, que j'ai souhaité attrayante même, des livres qui partent des données biologiques, cliniques et sémiologiques pour aborder souvent les problèmes de la condition humaine.

Nous verrons dans un ordre préétabli les différents sujets qui méritent d'être vus et revus parce que le temps les a modifiés et que certains points avaient besoin d'être révisés.

Préface

Professeur Michel MIGNON*

Il faut souhaiter à ce livre un large lectorat et une grande diffusion tant ce texte est riche et agréable à lire.

Ce livre est riche parce que Georges Le Breton a été le chef du service de stomatologie de l'hôpital Saint Antoine pendant 22 ans : créateur et responsable de ce service médico-chirurgical moderne et réputé.

Les qualités intellectuelles, la compétence et l'expérience, toutes trois exceptionnelles, servies par un dynamisme hors du commun, ont permis à Georges Le Breton de faire de cette structure hospitalo-universitaire une véritable et grande Ecole d'Odonto-stomatologie Clinique et Thérapeutique en même temps qu'une Unité de Recherche et d'Enseignement.

Dans son premier tiers, ce livre aborde des sujets que la vaste expérience professionnelle de l'auteur permet de traiter avec précision et rigueur scientifiques.

Le Médecin spécialiste et, a fortiori, non spécialiste en tirera un utile et large profit.

Sont traités ainsi tous les problèmes qui concernent l'odonto-stomatologiste et, de temps à autre, le non spécialiste et le généraliste, capables de cette manière d'orienter rapidement le patient vers la bonne prise en charge.

Vont, de cette façon, être exposées les lésions odonto-stomatologiques les plus prévalentes, la prévention, le dépistage, la douleur et ses pièges, le cancer et ses facteurs favorisants (tabac, alcool, drogue), les lésions liées à l'infection par le virus VIH.

Dans la seconde partie du 1er tiers de cet ouvrage, Georges Le Breton s'autorise de sa longue expérience professionnelle, de terrain d'abord, d'hospitalo-universitaire ensuite, situation devenue exceptionnelle, mais ici privilégiée pour « embrasser » de son regard humaniste et critique tous les grands « défis » humains : la Vie et nos devoirs exigeants envers Elle, la mort et la survie, le suicide, l'euthanasie (sujet difficile s'il en est, et à propos duquel tant de citoyens émettent des avis péremptoires tant qu'ils ne sont pas concernés !).

Que l'auteur nous permette d'évoquer ces vers célèbres d'Alfred de Vigny, dans la « Maison du Berger », s'adressant à Eva la femme universelle :

« Tous les tableaux humains qu'un Esprit pur m'apporte
S'animeront pour toi quand devant notre porte
Les grands pays muets longuement s'étendront. »

Ce livre est agréable à lire parce qu'écrit d'une plume alerte, disposant, évènement rare de nos jours, d'une panoplie de mots justes, riche palette qu'ont fournie à l'auteur de solides études secondaires classiques.

Ah ! Que de dégâts nos réformateurs de l'Ecole Républicaine, celle des « Jules », n'ayant pu ou su se désentraver de leurs Idéologies passéistes marxisantes. Ils n'avaient pas su ou voulu éviter, ces réformateurs, de confondre Egalité et Equité et méprisant dans leur « course » vers le bas l'effort personnel, l'élévation culturelle que fournissaient l'Ecole, la Famille, l'Eglise.

Que de méprise à mettre au compte de ces contemporains qui n'ont pas compris que les solides acquis de la vraie Ecole sont le meilleur levain de l'ascension sociale ! Que de talents « tués dans l'œuf » !

La dernière partie de ce livre aborde des préoc-cupations d'ordre personnel, mais pourtant d'intérêt éthique, moderne dénomination de la Morale, car plus « inodore » et incolore et politiquement « correcte » ; mais quelle différence majeure entre Morale et Ethique : comme le rappelait si justement Alain Etchegoyen, philosophe français, hélas récemment disparu : « La Morale commande, l'Ethique recommande » et c'est toute autre chose.
D'intérêt philosophique aussi, philosophe pris dans son sens originel, celui de Platon, de Kant, de Montaigne, mais aussi le sens de l'Altruisme : celui de Jésus, merveilleux modèle pour l'Homme, celui de Lévinas, de Péguy, de Claudel, Bergson, Hannah Arendt et de tant d'autres.

On comprend donc que la lecture de ce livre ne peut que nous tirer vers le haut.

Il faut complimenter et remercier Georges Le Breton de cet effort et d'avoir eu le courage de livrer aux autres le fond de son cœur et de son âme.

Enfin, dans cette dernière partie du livre, l'auteur rêve « tout haut » sur ce qu'il a été, ce qu'il a fait tout au long d'une vie bien remplie.
Ce rêve est imprégné de lyrisme et nous fait évoquer tous les grands poètes qui se sont exprimés sur notre destin : près de nous, Baudelaire, Verlaine, Rimbaud, pour n'en citer que quelques-uns.

Professeur Michel MIGNON,
hépato-gastro-entérologue.

Le professeur Michel MIGNON est un éminent hépato-gastro-entérologue, ancien chef de service au CHU Bichat-Claude Bernard et directeur d'une équipe de médecins-chercheurs à l'Unité 10 de l'Inserm.
Aujourd'hui à la retraite, il est un ardent défenseur de la « médecine à visage humain ».

PRÉVENTION

DÉPISTAGE DES LÉSIONS

La fonction « soins » d'un système de santé ne se limite pas au diagnostic et au traitement des maladies. Elle comprend d'autres actions, tout aussi graves et importantes, qui, dans notre organisation actuelle, s'exercent ou devraient s'exercer dans toutes les formes de la pratique : l'étudiant qui acquiert sa formation pratique à l'hôpital, dans les Centres de Soins ou le praticien qui y exerce son activité ne doivent pas les ignorer.

Mais, tant de praticiens, qu'ils soient chirurgiens-dentistes, oto-rhino-laryngologistes, généralistes ou autres, au contact de la réalité clinique de tous les jours, sont amenés à voir, lors de l'examen de leurs patients, des choses banales, courantes, mais découvrir aussi bien des lésions cachées, méconnues, parfois sournoises.
C'est là l'aspect pratique et concret de l'exercice sur le terrain qui est la base même de toutes les données épidémiologiques dans un tel domaine.
Il est, bien sûr, fondamental de savoir reconnaître aussi précisément que possible la maladie et de pouvoir la traiter efficacement. Il est encore plus souhaitable de la prévenir.

La prévention, qui s'exerce en dehors de toute affection caractérisée, ne répond ainsi à aucune demande exprimée. Certaines actions préventives portent sur l'individu, les vaccinations, l'hygiène alimentaire par exemple. Mais, à côté des mesures de prévention individuelle, le champ de la prévention collective s'accroît de plus en plus : dans la recherche d'un mode de vie assurant son bien-être et sa sécurité, l'homme s'efforce « d'humaniser » tout ce qui, dans la nature, l'entoure, lui paraît dangereux ou nuisible. Mais il apparaît aujourd'hui que les conséquences de sa propre activité sont souvent plus nocives encore que le développement de ses adversaires biologiques. L'efficacité des actions sur le milieu dépend en grande partie de l'information et de l'éducation sanitaire du public et des initiatives prises par les responsables de la vie des collectivités.

Le dépistage constitue un autre aspect particulier de la fonction « soins ». C'est l'identification de la maladie avant qu'elle n'ait entraîné des troubles fonctionnels plus ou moins graves.

Concernant précisément les maladies cancéreuses par exemple, on sait que la mortalité qui s'y rapporte est toujours très importante et que, dans le cadre de ces affections, les cancers de la cavité buccale entrent pour une part non négligeable.

C'est là que le praticien est tout à fait concerné dans ces actions de dépistage, car les lésions de la muqueuse buccale sont le plus souvent visibles, accessibles à des examens de routine et peuvent aussi bénéficier d'un diagnostic et d'un traitement précoces.

Dans le cas des cancers buccaux, la douleur étant le plus souvent absente, fort malheureusement, les patients ne s'inquiètent guère de l'existence de la lésion, car ils conçoivent mal le cancer sans douleur. L'information des praticiens et du public est donc capitale si l'on veut dépister précisément ce qui est suspect.

Nous devons faire comprendre partout cet aspect de dépistage et de prévention du cancer et faire prendre conscience pleinement de l'opportunité de la connaissance de la cancérologie, de la coordination entre toutes les disciplines de l'odontostomatologie, et aussi de toutes les autres qui traitent des régions tête-cou-bouche.

Nous avons tous beaucoup à apprendre les uns des autres sur les thèmes de la reconnaissance des ulcérations bénignes, suspectes ou d'emblée malignes de la muqueuse buccale, sur les états précancéreux si importants dans le diagnostic et pour l'avenir du patient, sur l'épidémiologie, l'anatomopathologie, le traitement, la surveillance des patients atteints, donc de leurs soins bucco-dentaires ; il nous faut percevoir ce besoin d'une manière éclatante. Faut-il encore enseigner à nos jeunes ce que nous aurons appris nous-mêmes dans nos services hospitaliers.

Le terrain que nous explorons est privilégié, il faut savoir en bénéficier : les lésions se voient lorsqu'on les recherche et qu'elles existent, et les méconnaître serait une faute grave.

Nous avons à soigner des malades et à faire de notre mieux pour qu'une meilleure connaissance des signes cliniques et de la véritable nature de l'état précancéreux nous permettent de prévenir le cancer, évitant ainsi d'avoir à adopter des solutions aussi sévères et aussi incertaines que celles qui s'imposent lorsque le cancer est déclaré, voire évolué dans la cavité buccale.

Si nous nous acharnons à étendre de plus en plus nos investigations et notre savoir dans ce domaine, à faire partager nos connaissances avec nos élèves et nos confrères, nous aurons accompli notre mission et rempli cette lourde tâche qui peut relancer l'espérance du public dans l'efficacité de nos efforts, c'est-à-dire réussir à prévenir le cancer plutôt que d'avoir à le traiter. N'oublions pas qu'à notre époque les problèmes médicaux sont de plus en plus portés à la connaissance du grand public par les immenses moyens d'information du moment.

Si nous ne devons pas abuser de sa confiance en lui donnant de faux espoirs, il est de notre devoir, par contre, de lui expliquer les moyens d'éviter le plus souvent certaines maladies, lui donnant ainsi de vraies lueurs d'espoir.

Mais il convient de ne pas se voiler la face et de regarder les choses en toute objectivité.

Les résultats des enquêtes épidémiologiques placent la France dans les premiers rangs des pays occidentaux les plus touchés dans ce domaine et nous conduisent à en tirer des conclusions d'ordre théorique et pratique.

Du point de vue théorique, étant donné le taux élevé des cancers buccaux en France qui ne laisse entrevoir pour le moment qu'une faible tendance à l'abaissement, le faible pourcentage de survie au-delà de 5-7 ans, l'avancement de l'âge moyen des malades atteints, la certitude de l'effet néfaste du tabac et de l'alcool sur le développement de la maladie, le praticien ne doit pas perdre de vue qu'il est en première ligne dans l'action et qu'il occupe, auprès de ses patients, une place privilégiée qui lui permet d'assurer un dépistage précoce et une bonne prévention.

Du point de vue pratique, à l'occasion de toute visite, le praticien doit faire systématiquement un examen approfondi de l'ensemble de la bouche et ne doit pas hésiter à contrôler dans les plus brefs délais la guérison des lésions muqueuses suspectes qu'il aura décelées. Il doit surveiller avec plus de vigilance encore les sujets aux âges les plus

critiques et lorsqu'ils sont placés dans les conditions les plus favorables au développement du cancer.
Il doit faire des recommandations en faveur d'une meilleure hygiène buccale et générale et les efforts de dissuasion qui s'imposent lorsqu'il est en présence d'un sujet tabagique ou alcoolique.

Les fonctions du système de santé sont ainsi multiples et assumées par des moyens matériels et humains très importants : établissements hospitaliers publics et privés, établissements spécialisés comme les Centres Anti-Cancéreux, d'Aide Sociale, et par tout ce que peuvent, dans leur exercice clinique quotidien, tous ceux qui ont en charge d'une façon ou d'une autre la Santé Publique.

Il ne faudrait pas les considérer comme des objectifs figés. Ils doivent évoluer avec le temps, les exigences de la collectivité, le mode de vie, le progrès médical et surtout les données épidémiologiques.

Ce problème du cancer et de son dépistage précoce, je le répète, doit être une de nos préoccupations constantes.

Mais, ce n'est pas tout, car à cette affection grave qu'est le cancer est venue s'ajouter une autre maladie qui va occulter peut-être et malheureusement bien des pathologies, même des maladies cancéreuses, **le SIDA**.

La pandémie du SIDA aura marqué la fin de notre vingtième siècle : l'apparition rapide d'une maladie, inconnue jusqu'alors, universellement répandue, au pronostic dramatique, constitue un événement médical et social majeur.

Très vite on a vu ressurgir dans l'esprit des hommes des concepts archaïques : « la maladie honteuse », « la maladie punition des fautes », et, en l'absence d'un traitement curatif, la justification du concept de la léproserie, de l'exclusion comme toute solution.

Les croyances irrationnelles se développent toujours plus vite dans la pensée universelle que les utiles connaissances déjà acquises.

La lutte de tous contre l'exclusion se confortera, tout naturellement, d'une approche éthique des solutions, d'un humanisme à la hauteur des problèmes de notre siècle, de la spiritualité d'une nécessaire Charité.

Cependant, en ouvrant les yeux sur notre monde, nous constatons tous les jours que les bons sentiments ne suffisent pas. L'action qui est nécessaire doit s'appuyer sur les connaissances déjà scientifiquement obtenues. Il n'est pas de concept éthique, même reconnu à un certain moment, qui puisse résister à une réfutation scientifi-quement indiscutable.

Alors nous, les hommes de science, de terrain, de bonne volonté, nous regardons cette maladie en face, et nous essayons de la comprendre pour la combattre. Nous apprenons cette nouvelle pathologie, la codifions, voyons ce que peuvent en être les signes cliniques évocateurs ou plus habituellement rencontrés, découvrons les lésions spécifiques buccales de ce SIDA que sont les leucoplasies chevelues, les sarcomes de Kaposi*, les lymphomes non Hodgkiniens* buccaux.

À mesure que passent les années, nous assimilons toutes ces données et ces nouvelles connaissances et nous les comparons avec celles de nos collègues des Services d'Infectiologie : il faut faire vite ; la maladie n'attend pas, elle tue, elle fauche, elle ravage et en même temps nous soignons, nous informons nos étudiants, nous leur expliquons ce que nous savons, car ce sont eux qui auront bientôt en charge ces malades ; nous accomplissons les actes cliniques qui soulagent, nous donnons l'exemple. Les choses vont mieux. La vie reprend pour certains, plus confortable ou moins pénible. Ces patients peuvent alors parler, s'alimenter, reprennent du poids car nous avons supprimé l'infection buccale et rétabli la fonction. Ils s'attachent à nous, nous à eux ; nous nous en sommes faits des amis.

Que de modestes satisfactions devant tant de désordres physiques.

Dans nos professions médicales, les sauvegardes sont constituées par les Codes de Déontologie, durablement établis. Mais nous savons bien qu'ils doivent parfois être modifiés, et que les chemins de cette adaptation sont parfois difficiles et très longs à parcourir.
Ce sont donc, en fin de compte, des arguments fondés sur des travaux scientifiques qui seront nos meilleurs alliés dans cette lutte contre l'exclusion.

Le rejet par la Société, par sa famille parfois, du sujet contaminé, qui, pendant des années, ne présentera aucun signe de sa maladie, est non seulement inhumain : il est pratiquement inutile et inefficace en termes d'épidé-miologie.
Lorsque ce rejet est exprimé par des membres du Corps Médical, il devient odieux.
Les Maîtres qui nous ont transmis nos connaissances, la Société qui a investi en nous depuis le début de notre scolarité, ne l'ont pas fait pour que nous puissions trier nos malades sur un critère de « bonnes » ou « mauvaises » maladies.

Alors, et le dépistage obligatoire me direz-vous ?

L'idée d'un dépistage obligatoire, systématique et général de toute la population a pu séduire certains intervenants, soucieux d'obtenir une image précise de la situation de l'épidémie du SIDA dans notre pays : il s'agit en fait d'une idée tout à fait irréalisable tant techniquement que scientifiquement, sans parler des coûts financiers insupportables d'une telle opération, dont la réalisation par voie de contrainte ferait courir les plus grands dangers aux libertés individuelles.

Pour l'essentiel, cette notion repose d'ailleurs sur une incompréhension de la nature même, et de ce dépistage, et de l'épidémie proprement dite.

D'une part, le dépistage ne protège de rien, faut-il le rappeler, et doit être renouvelé pour tenir compte du temps de latence du virus qui peut rester « muet » durant plusieurs mois, malgré la plus grande sensibilité des tests actuellement utilisés.

D'autre part, le SIDA, et c'est une chance immense pour l'humanité, puisque nous savons que le pronostic de la maladie reste à ce jour très grave ou mortel, n'est pas une maladie contagieuse, mais une maladie transmissible, dont les modes de contamination sont connus de façon exhaustive : le SIDA est évitable et il faut plus que jamais mettre toutes les chances du côté de la prévention.

La loi actuelle, qui méritera sans doute d'être précisée, stipule que le test de dépistage sera systématiquement proposé en cas de grossesse. Pour le reste, c'est au praticien, et à lui seul (à l'exception d'une demande expresse du patient) qu'il revient de déterminer l'intérêt éventuel d'un dépistage.

Pour ce qui concerne plus particulièrement l'Odontologie, c'est sur prescription du thérapeute qui aura enregistré, lors de l'interrogatoire, certains renseignements suspects et qui aura repéré des signes cliniques, des lésions bucco-dentaires caractéristiques, corrélées à l'infection VIH, et souvent prédictives de l'évolution de la maladie, que le test doit être prescrit au patient, avec toutes les précautions et l'engagement éthique que cette prescription implique.

Les raisons de la prescription du test doivent être préalablement annoncées et expliquées au patient. Si le malade a lui-même demandé le test, il est nécessaire d'examiner avec lui les comportements à risques et les moyens préventifs souhaitables. Le résultat ne peut être annoncé que par le prescripteur. Qu'il soit positif ou négatif, de nouveau s'imposent des explications détaillées. Même si les comportements du passé n'ont pas provoqué une contamination, un test négatif n'est pas forcément un « label » indiquant une pleine sécurité dans l'avenir.

Sur ce point, il faut condamner avec la plus grande rigueur les dépistages à l'insu du patient.

Cette pratique détestable, outre qu'elle est réprimée par la Loi, contrevient aux principes les plus sacrés de notre Déontologie. Elle reste, hélas, encore trop répandue et provoque de véritables drames. On voit bien que par définition, un dépistage à l'insu implique que l'on ne dira rien au patient et n'a pour véritable motif que la volonté de protéger le personnel soignant, en excluant les patients séropositifs, au lieu d'assurer les soins qui sont notre vocation et notre raison d'être, dans les strictes conditions de prophylaxie qui ont été définies pour ce qui concerne les soins.

Notons au passage qu'il n'y a pas de prophylaxie* à « géométrie variable » : une prophylaxie « normale » pour les séronégatifs et une prophylaxie « spéciale » pour les séropositifs. Cette conception inadmissible serait une véritable démission de notre médecine face à l'épidémie de SIDA : c'est l'un des effets bénéfiques de cette terrible épidémie que de nous avoir amenés à revoir, concevoir et améliorer nos techniques de prophylaxie (qu'il s'agisse du matériel jetable, des seringues à usage unique, de tous les produits efficaces qu'on voudra en pareils cas, etc.).

Puis-je vous dire enfin qu'il n'existe aucune maladie où le physique et le moral sont aussi intimement imbriqués que dans le SIDA et que, si les malades ont besoin de soins médicaux, ils ont besoin aussi d'un soutien moral et psychologique de tous les instants. Savoir parler à un patient, à une famille, savoir écouter ne relève ni de l'instinct, ni de dons particuliers. Cela s'apprend, mais encore faut-il que les praticiens acceptent de se remettre sans cesse en question devant cette maladie d'aujourd'hui et peut-être une autre demain.

Le journaliste, l'écrivain, sont parfois troublés. Ils reconnaissent qu'ils ont eu tort de faire porter la discussion principalement sur les infections. Ils proposent de passer à un domaine fondamental, celui de la prévention générale. Leur commentaire semble quelque peu contradictoire. D'un côté, on reproche à la médecine d'être tout entière orientée vers la thérapeutique, de négliger la prévention ; d'un autre côté, on lui reproche de multiplier les examens préventifs inutiles et de créer des craintes, des angoisses, de rompre un bon équilibre par cette multiplication d'examens.

Le deuxième reproche est fondé, mais il n'est pas original. Ce sont les médecins eux-mêmes qui se sont élevés il y a bien longtemps déjà contre les excès et les insuffisances de ces examens d'individus sains. Le dépistage de la tuberculose par l'examen radiologique du thorax, celui de la syphilis par la réaction de Bordet-Wassermann* étaient utiles et raisonnables. L'examen général des populations est peu efficace, fort coûteux et parfois nocif, soit qu'il donne une fausse sécurité, soit qu'il crée la peur de la maladie. C'est ainsi qu'il a été bien démontré que les essais de dépistage général du cancer avaient été peu satisfaisants. Le dépistage précis de certains cancers (utérus, rectum) a donné de bons résultats.

Le premier reproche semble complètement injustifié : un grand courant de la médecine a la prévention générale des maladies pour objet principal. La plupart des ouvrages de médecins qui, en ces dernières années, ont décrit les grandes orientations de la médecine contemporaine, ont souligné l'importance de cet effort de prévention, tant sur le plan de la recherche que le plan de son application.

Je ne reviendrai pas longuement ici sur les résultats heureux de la prévention par les vaccinations. La poliomyélite désolait le monde et surtout les États-Unis. La vaccination est découverte, puis appliquée. La poliomyélite disparaît. Peut-être, diront l'écrivain et le journaliste, y a-t-il là pure coïncidence, intervention de l'acidité atmosphérique ou d'une divinité tellurique*. La coïncidence pourtant est frappante. À la fin de la dernière guerre mondiale, les médecins des troupes alliées qui libéraient les territoires européens trouvèrent des soldats allemands victimes de tétanos et de diphtérie. Ces maladies depuis longtemps étaient devenues très rares en France. Les troupes allemandes ne subissaient pas les vaccinations anti-tétanique et anti-diphtérie.

L'effort de prévention s'exerce dans des directions très variées. Il n'est efficace que s'il est fondé sur des données scientifiques solides.

Dans ce domaine si important, on a voulu à tort opposer deux modes de prévention ; celle du passé qui serait une prévention bourgeoise, fondée sur la défense d'individus riches et choyés, défense organisée par les médecins des beaux quartiers. La prévention du futur serait mise au point par des sociologues, des philosophes, étudiant les masses et l'environnement qui leur nuit.

Cette conception manichéenne* est absolument erronée. Rien de plus absurde que cette opposition. Toute la science biologique moderne a pour objet majeur l'étude des facteurs externes et internes et de leur relation réciproque. On reconnaît et on analyse le rôle des nuisances extérieures, on précise le mécanisme de leur action. Mais aussi on met en évidence l'inégale sensibilité des êtres humains aux divers agents de l'environnement, les radiations, les substances chimiques.

La prévention future sera tout à la fois fondée sur l'analyse de cette vulnérabilité individuelle et la connaissance des grandes agressions extérieures. Une action efficace dans les deux directions assurera la protection de l'homme.

Ces faits, ces données, sont rappelés avec modestie. Même lorsqu'il se réjouit de ces progrès, lorsqu'il pense avec émotion que les jeunes femmes de 1976 ne voient plus leurs enfants emportés par la méningite tuberculeuse, le médecin ne cesse de se rappeler les limites de ces progrès, les échecs encore fréquents, les grands désordres qui restent invaincus. Cette humilité est nécessaire. Elle ne doit pas faire méconnaître les changements survenus, leur importance, leurs auteurs.

LA DOULEUR

Généralités

C'est bien souvent, au cours de ma vie professionnelle et encore maintenant, lorsque des circonstances ingrates m'ont conduit à une retraite anticipée, que j'apprenais qu'un de mes amis venait de mourir dans les douleurs atroces d'un cancer du pancréas ; qu'une patiente que j'avais à ma consultation de Saint-Antoine présentait toutes les décharges d'une névralgie faciale et les périodes de semi-inconscience que lui procuraient ses médicaments depuis bien des années ; et d'autres cas moins graves, mais tout autant symptomatiques d'une méconnaissance de la douleur, parce que cette douleur fait peur et qu'on ne sait pas toujours la maîtriser.

La fréquence des cas dramatiques est d'autant moins supportable qu'à notre époque il existe des moyens de « contrôler » ou de maîtriser les douleurs.

« Vingt fois le jour, alors que me voici accablé de soucis exténuants, je ne puis m'empêcher, si je vois souffrir un être, de chercher des solutions, de penser et de dire ! Que puis-je faire, que peut-on faire ? »

Georges Duhamel, *Les Temps de la recherche*

Nul ne met en doute que la douleur épuise celui qui la subit et crée des ravages qui s'accentuent avec sa durée et son intensité. Parce que la douleur est une affaire entre deux parties et, si les manifestations n'en sont pas rigoureusement identiques, elle reste un état psychique au même titre que la joie, le plaisir, l'angoisse, la tristesse ou l'agressivité.
Il faut aussi se rappeler qu'elle est supportée dans une large mesure par l'entourage. Ses incidences matérielles et financières concernent finalement la société tout entière.

Les retombées psychologiques, sociales, organiques, matérielles doivent être prises en compte dans la définition d'une stratégie thérapeutique. Leur appréciation exclut toute attitude systématique et toute application quasi automatique d'un protocole qui ne s'adresserait qu'au fait artificiellement isolé de la perception douloureuse. Ainsi, le symptôme douleur prendrait une importance toute particulière par la multiplicité de ses impacts.

L'attitude des malades vis-à-vis de la douleur est souvent déconcertante :
Tantôt elle s'accompagne d'une dramatisation dispro-portionnée avec l'intensité globale de la souffrance : ce « cinéma » est renforcé par le contexte culturel, par la recherche de compassion de l'entourage, n'est pas gratuit et entre dans une attitude logique.

Plus fréquemment qu'on ne l'imagine, malgré les douleurs sévères, on se trouve confronté à un refus plus ou moins déterminé de traitement.
Celui-ci peut répondre à une valorisation extrême du stoïcisme* : on n'avoue pas sa faiblesse devant la douleur, on l'ignore ; l'éducation anglo-saxonne, qui porte un regard sévère sur ceux qui osent se plaindre, y prédispose largement : je ne veux pas avoir l'air d'une poule mouillée, d'une fille, d'un faible, et je suis capable d'endurer...

Ce stoïcisme de façade a parfois des motivations éthiques, métaphysiques ou religieuses s'accrochant encore à la vieille rengaine de la douleur rédemptrice, de la souffrance qui élève l'âme, qu'on offre à Dieu. Il y a là souvent une hypocrisie inconsciente :

« Laurent, serrez ma haire* avec ma discipline*
Et priez que toujours le Ciel vous illumine »,
dit Tartuffe à son valet.

Certains vont jusqu'à interdire tout recours à un moyen antalgique autre que la prière, et on assiste impuissant au martyre d'êtres qui n'en retirent qu'une inutile déchéance.

La terreur de devenir dépendants d'une drogue anti-algique, et plus particulièrement de la morphine, pèse lourd aussi bien dans l'esprit des malades que dans celui des médecins. L'expérience a montré que jamais les malades qui souffrent ne deviennent des toxicomanes car, dès la disparition de la douleur, soit par suppression de sa cause, soit par une intervention chirurgicale antalgique, les opiacés peuvent être supprimés totalement, immédia-tement et sans jamais entraîner les aléas observés chez les toxicomanes.

La frilosité de notre corps médical concernant la prescription des opiacés a tenu en partie à cette vieille tradition et aux tracasseries imposées par le fameux « carnet à souches » et aux exigences de durée et de doses qui culpabilisaient sans entraver en rien l'usage illicite des drogues dures.

Cette pesanteur a retardé et retarde encore l'usage des morphiniques à doses suffisantes, en administration continue ou en auto-administration chez les cancéreux : n'est-ce pas un crime de non-assistance ?

Depuis quelques années (une trentaine peut-être) le domaine entier de la douleur est enfin maîtrisé de façon satisfaisante. Cela sans contrepartie, sans rançon, sans que des troubles ajoutés retirent aux malades une partie du bénéfice escompté. Une telle victoire de l'humanité sur le pire des fléaux ne s'est pas faite simplement et par intuition. Elle n'est devenue réalité que grâce à une connaissance toujours meilleure des mécanismes qui régissent l'apparition de la douleur, jointe aux progrès de la science dans des domaines variés et l'informatique.

Les procédés dont nous disposons actuellement sont de nature très variée. Certains agissent sur le psychisme. D'autres mettent en jeu des moyens physiques ou chimiques. Des interventions chirurgicales concernent certains cas. Cet arsenal diversifié ne comporte cependant aucune arme superflue, car le domaine d'action de chacune d'elles est souvent très spécifique d'un état douloureux particulier. Aucune drogue ou intervention ne peut prétendre soulager indifféremment toutes les douleurs. L'arme stratégique universelle n'existe pas. Même si une certaine redondance offre quelque liberté de choix, bien souvent celui-ci est réduit et l'adéquation de la tactique à chaque cas particulier reste la condition absolue d'une efficacité optimale.

Dans de telles conditions, comment se fait-il que tant de gens voient encore la souffrance empoisonner leur vie ? Outre le manque d'information des deux parties concernées, il demeure une place à la survivance d'habitudes de passivité, de résignation ou de paresse qui

retardent ou éludent la mise en œuvre d'une lutte active contre la douleur.
Ajoutons à cela la complaisance coupable de certaines personnalités respectables, mais très peu compétentes en la matière, qui paraissent ignorer des progrès pourtant décisifs. Il est vrai qu'une certaine connivence s'établit parfois entre les patients et leurs pourvoyeurs de soins, traduisant l'appétit d'un certain public pour tout ce qui est irrationnel et échappe à la dure contrainte des contrôles scientifiques.

Les traitements de la douleur sont aussi divers que les maladies concernées : il y a des maladies douloureuses et des « douleurs maladives » qui posent des problèmes. Tout mélanger serait l'incitation la plus inconséquente à l'autodiagnostic et à l'automédication. En se limitant aux problèmes les plus courants, il est possible de régler leur compte à un certain nombre d'idées reçues et d'erreurs thérapeutiques fréquentes, et d'illustrer les résultats maintenant atteints aussi bien dans des affections banales que dans les plus redoutées.

Confronté pendant tant d'années aux multiples aspects de la douleur, j'ai eu l'immense privilège, le même intérêt, de partager avec mes collaborateurs de Saint-Antoine des situations complexes et de bénéficier d'une expérience riche et bienfaisante.

Avec le Docteur Boureau, trop tôt disparu, compagnon de tous les jours pour tenter de mettre la douleur en échec, nous avons pu créer un Diplôme d'Université dans notre centre hospitalier. J'étais chargé de traiter, en deux ou trois séances dans le grand amphi, de la douleur en stomatologie. Un de mes propos concernait les souffrances d'origine psychique, causes de bien d'erreurs de diagnostic, donc de traitement. Cet aspect mal connu d'une manière générale mérite une étude plus détaillée sur laquelle nous reviendrons dans notre panorama des douleurs.

Espoir incertain il y a quelques décennies, le traitement de la douleur est actuellement presque une réalité. La condition préalable reste que s'établisse une collaboration étroite entre les malades, qui doivent savoir que la souffrance est toujours un mal inutile et nuisible, et les médecins, qui se doivent d'être attentifs à toujours la pourchasser.

La douleur n'est pas un symptôme banal, dépourvu de conséquences propres et éliminable par une simple prescription de routine ou un traitement limité à la maladie causale :

« Docteur, j'ai mal aux jambes depuis quelques jours... La douleur m'empêche de dormir... ».

Le médecin répond :

« Oui, je vois, mais je dois m'absenter pendant une semaine : Prenez trois comprimés de D... par jour et je vous reverrai à mon retour... ».

La consultation aura duré quelques minutes...
Sans commentaires.

Patients et praticiens

« Opus divinum est sedare dolorem »
C'est faire œuvre divine que d'apaiser la douleur.

Tous ceux qui ont en charge un malade doivent garder en mémoire cette maxime.

L'évolution de cette notion pourrait faire croire que jusqu'ici la douleur n'existait pas et qu'on vient seulement de la découvrir !

Certes, la notion de douleur a longtemps été confondue avec celle de maladie. L'extrême faiblesse des moyens thérapeutiques ne laissait guère espérer de résultats bien remarquables, tant pour la douleur que pour tout autre symptôme.

L'apparition de nombreux médicaments dont les sulfamides et les antibiotiques a réussi à éradiquer ou à contrôler la plupart des grands fléaux contre lesquels la médecine était restée longtemps désarmée. Le praticien a cessé d'être le spectateur impuissant de maux qu'il savait souvent reconnaître, mais en face desquels il ne pouvait pas grand-chose, sauf d'en prévoir l'évolution.

Peut-être la découverte de nouveaux médicaments a-t-elle conduit à négliger parfois la douleur. Elle ne serait plus un simple symptôme qui disparaît avec la maladie. Elle peut survivre à cette dernière et devient elle-même une maladie.

Il y a une quarantaine d'années, les premières consultations spécialisées sur les douleurs ouvraient leurs portes après avoir travaillé sur les nouvelles stratégies anti-douleur. Une indifférence au début qui s'est transformée en succès et thème favori des médias. En même temps bonne affaire pour les charlatans qui trouvaient là une clientèle à exploiter.

La souffrance est personnelle et ne doit pas être dissociée de son contexte humain. Le patient ne peut la partager avec nul autre, sauf, dans une certaine mesure, avec son partenaire indispensable : le médecin.

Pour celui qui souffre, la sensation douloureuse est perçue comme essentiellement subjective ; elle n'appartient qu'à lui. Elle se situe dans le contexte vital d'un individu, dans sa façon de réagir aux aléas de l'existence, dans les incidences qu'elle aura sur sa vie matérielle et affective. Il n'y a pas de traitement standard. Certains n'apportent aux patients qu'une satisfaction partielle ; ils ne prennent pas en compte la maladie responsable, ni les retentissements affectifs, relationnels et matériels qui comptent souvent autant que la douleur elle-même.

Grâce à ses connaissances et à son expérience, le médecin est le mieux placé pour déceler, derrière la plainte douloureuse, les mécanismes pathologiques qui sont à l'origine du mal, comprendre ce qu'éprouve le patient sans savoir ou sans oser l'exprimer.

La douleur prive celui qui l'éprouve de son libre arbitre. Elle altère son jugement, fait apparaître toutes choses plus graves ou, au contraire, moins importantes qu'elles ne sont en réalité. Elle réactive des craintes héritées de l'enfance ou de la tradition orale. Elle donne libre cours à des conduites irrationnelles. Le jugement du praticien n'est pas soumis aux mêmes entraves. Il trie les fantasmes et les réalités, rend à chaque fait sa valeur, évite les plus grandes incohérences. Le témoin est plus objectif que l'acteur.

Les rapports malade-médecin doivent être conçus comme un échange permanent, une collaboration. Le malade fournit les éléments indispensables à l'établissement d'un diagnostic et d'un traitement. Le médecin explique au malade la thérapeutique adaptée. Ensemble ils ont à résoudre les problèmes sociaux et affectifs qui font partie de la douleur en faisant appel, au besoin, à des confrères relevant d'une spécialité particulière, à des infirmiers, infirmières, à des assistantes sociales, des psychologues ou, plus souvent encore, à la famille.
Le meilleur moyen d'obtenir une bonne coopération est d'établir un langage commun, fondé sur une connaissance partagée entre le médecin et son malade de tout ce qui touche à la douleur, des mécanismes mis en jeu au niveau du système nerveux, des thérapeutiques connues avec leurs modes d'action et leurs indications préférentielles.

Il est parfois difficile de faire comprendre à un cancéreux que la terreur que lui inspire le nom de sa maladie contribue à la sévérité de ses douleurs, que ces dernières sont relativement peu fréquentes et qu'une évaluation incorrecte peut conduire à des erreurs d'orientation d'autant plus regrettables que ces douleurs sont toujours contrôlables.
Le rôle du médecin est d'informer le malade au bon moment, de lui expliquer que le traitement ne consiste pas uniquement en gouttes, comprimés ou piqûres et qu'une psychothérapie ou une intervention chirurgicale peu agressive peuvent lui donner un confort accru. C'est au médecin qu'il appartient d'explorer en détail les techniques et les bénéfices aussi bien que les inconvénients éventuels de diverses méthodes souvent ignorées du patient.

Une autre tâche, délicate mais indispensable, est de protéger les malades contre l'emprise des pseudo-médecines, des charlatans et des marchands d'illusions qui trouvent là un terrain de chasse particulièrement fructueux. Cette faune redoutable se rabat maintenant avec un appétit féroce sur tous ceux qui souffrent et notamment sur les cancéreux mal informés de l'efficacité des traitements actuels et prompts à essayer tout ce qu'on leur propose.

La souffrance serait plutôt l'effet de la douleur, mais les exigences du langage nous font employer indifféremment ces deux mots pour éviter

des répétitions trop fréquentes. Algie serait un synonyme parfait, mais ce mot a pris une allure un peu pédante, sauf quand il est associé, comme dans névralgie, sciatalgie* ou dorsalgie.
L'usage a consacré certains termes pour désigner les douleurs localisées : une céphalée, c'est un mal de tête. S'il s'avère malaisé de donner une définition satisfaisante de la douleur, que dire des controverses qui, autour de sa nature profonde, ont agité médecins, philosophes ou moralistes ? La douleur est-elle une sensation ou une émotion ? une émotion relative à une sensation ? ou bien, une sensation et une émotion ?

Mais que valent ces savantes discussions pour le malade qui souffre ? Il n'y retrouve ni son expérience de la douleur, ni ses préoccupations. La longue fréquentation des douloureux n'a cessé de montrer combien est large et infranchissable le fossé qui sépare le discours sur la douleur de la réalité que les malades vivent dans leur chair.

Panorama des douleurs

La douleur mystique

La douleur n'a pas toujours été considérée comme un mal à combattre, un phénomène explicable et maîtrisable. Pendant longtemps on lui a attribué presque universel-lement un sens mystique. Cette conception continue à marquer le comportement de bien de nos contemporains. Elle incite à conférer à la douleur un caractère sacré qui interdit de la supprimer. J'y reviendrai plus longuement.

La douleur était soit un châtiment, soit une épreuve rédemptrice. J'ai tellement entendu parler de rédemption à ce sujet que j'ai consacré tout un chapitre à ce concept malfaisant. La Bible abonde en exemples de douleurs infligées aux méchants. La tradition chrétienne valorisait la douleur comme moyen de rachat des péchés. Heureusement que, là encore, les choses ont évolué et que les théologiens et d'autres ont remis ces idées à leur juste place, même si certains persistent, heureusement sans grand fracas, dans leur conviction. L'Islam n'a pas renié sa valeur d'offrande et la flagellation pour faire pénitence est une coutume en cours.

Pour les hindouistes*, la douleur est une imperfection qu'il convient de dominer et d'ignorer. Quant aux adeptes du bouddhisme*, du taoïsme* ou du confucianisme*, ils ne voient dans la douleur qu'une nuisance dépourvue de toute vertu. Les Stoïciens ne la traitent que par le mépris.

La douleur engendre l'égoïsme ; elle prive l'homme de son libre jugement et compromet son rôle dans la société. Oublions ces remugles* du passé. Même un catholique bon teint comme Graham Greene* reconnaissait dans les années passées : « Les saints parlent de la beauté de la souffrance ; pour nous, elle n'est que laide, elle pue. ».

<u>La douleur est-elle rédemptrice ?</u>

Il y a des coups et des émotions si violents que l'on n'en ressent le choc qu'après un temps d'étonnement qui a le mérite de donner l'illusion du courage.

Non pas que je ne connaisse pas la douleur. Comme certains, je ne la connais que trop. Mais je ne connais que la mienne.

Nous ne savons rien de la douleur des autres. C'est la sensation la plus égoïste, la moins communicable qui soit. On n'en connaît jamais vraiment, chez les autres, l'intensité, la profondeur, et cela nous conduit à porter sans cesse des jugements bien téméraires. Celui-ci passera pour un héros qui est seulement un cœur sec, et celui-là pour un douillet, peut-être pour un simulateur que l'angoisse conduit pourtant à la folie ou au suicide.

Le mot, dès qu'il est seulement prononcé, éclate en tant de fragments qu'il devient indéfinissable, ce qui correspond d'ailleurs exactement au phénomène qu'il exprime qui, lui aussi, est une explosion qui semble partir d'un point précis, d'un sens strict, pour se répandre dans une terrifiante anarchie cependant organisée comme un supplice démentiel mais méticuleux.

Le malheur passe de la moelle épinière au cortex, comme il va du cœur à l'esprit, du corps à l'âme.

La douleur évoque immédiatement la naissance, la mort et, très vite, tout ce qui se passe entre ces deux événements, sans parler de la souffrance des embryons si chère aux psychanalystes, ni de celle des damnés si redoutée des théologiens, ces deux catégories partageant le privilège de n'avoir jamais mal aux dents.

La douleur c'est en même temps les petits bobos et les grands chagrins, Jean-qui-pleure et Jean-qui-rit, et toutes les pieta* de nos musées et de nos cathédrales. Et comme son expression, dans sa violence instantanée, ignore la hiérarchie des valeurs, nous doutons de savoir si notre voisin a perdu toute sa famille ou connaît les affres d'un accès de goutte.

« Sois sage, ô ma douleur, et tiens-toi plus tranquille » est un des plus beaux vers de la langue française, écrit par Charles Baudelaire : n'exprime-t-il pas l'angoisse du soir et l'appel à la délivrance de la douce nuit qui marche, qu'on entend comme l'espérance d'une douce mort ? Mais si le mot avait été prononcé par Monsieur Perrichon*, Eugène Labiche* l'aurait transformé en une pleurnicherie dérisoire.

Il ne peut pas en être autrement. Tout est excès dans la douleur et aucun adjectif ne peut lui convenir. Nous en sommes réduits à parler de douleur exquise, ce qui a un sens médical bien précis. Mais, pour le commun des mortels, ce n'est que l'aveu paradoxal de notre impuissance, en présence du plus physique des mystères, de la part la plus étrange de notre condition humaine. Rien n'est plus réel, et en même temps plus aléatoire, rien n'est plus sensible et pourtant moins palpable. Si la douleur est notre maître, nous sommes de mauvais apprentis.

Me revient en mémoire un souvenir fort instructif tant par son originalité que par les conclusions qui pouvaient en ressortir : Il y a très longtemps, la Cité des Sciences et de l'Industrie a organisé une belle exposition consacrée à la douleur et le seul fait que ce symptôme morbide soit enfermé dans un temple de la Science avait quelque chose de rassurant, et en tout cas de prometteur. Confronté à des situations douloureuses lors de ma vie professionnelle, je ne pouvais rater une telle occasion.

À l'entrée, immédiatement sur la gauche, me semblant énorme et terrible, est exposé le monstre qui caractérise et illustre tout ce que nous savons, le peu que nous savons, de la douleur : un fauteuil de dentiste. Émotion, surprises, images déferlant sous mes yeux me remémorant certains moments d'une enfance révolue où j'allais chez le praticien choisi de mes parents. Le fauteuil sur lequel je grimpais avec la peur au ventre, sachant déjà ce qui m'attendait, avait certes déjà un peu évolué, mais, grosso modo, c'était toujours la même image que je revoyais en m'attardant devant cette pièce de collection.

Rien n'est plus injuste que de faire du fauteuil de dentiste - qui ressemble d'ailleurs de plus en plus à un divan - l'allégorie de la douleur, et c'est cette incongruité, précisément, qui est significative.

C'est la résurgence d'une vieille crainte du temps que le meilleur baume était le mensonge et que l'on criait d'autant moins que le tambour battait plus fort.

Les arracheurs de dents, exerçant leur art comme des bateleurs sur les places publiques, étaient de médiocres praticiens, mais ils étaient de fins psychologues.

Dans toutes les professions qui touchent la douleur humaine, les plus éminents spécialistes savent bien qu'il n'y a rien de tel encore aujourd'hui qu'un bon gros mensonge et un bon gros tambour.

Quoiqu'il en soit, cette survivance est intéressante et significative. En se demandant pourquoi ce fauteuil symbolique reste l'archétype de l'expression de la douleur, de son appréhension - dans les deux sens du terme - on pose une question qui dépasse l'anecdote.

Nous quittons le cabinet dentaire pour nous hasarder, modestement, dans les arcanes* de l'âme humaine. Voie d'accès singulière que l'émail d'une dent ou sa pulpe. C'est la porte étroite de la douleur. Certes, il y a le bruit des fraises, fouillant les caries qui donnent à notre denture les dimensions vertigineuses d'une rue mal pavée. À chaque changement d'instrument effectué par le praticien, on devine avec terreur une approche plus précise, une caresse plus fine avec un nerf qui, mis à vif, prétend témoigner d'une vigueur jusqu'alors contrainte. On pressent la douleur, et dès lors, on la sent.

Mais malheureusement, il y a bien d'autres situations, plus dolosives encore, et mortifiantes. Alors pourquoi celle-ci serait-elle exemplaire ?

C'est que la dent, pour l'homme, a souvent été un objet inerte, un outil, une parure. Comme la corne ou le poil, on devrait pouvoir la tailler sans dommages. Mais les histologistes* et les anatomistes ont mis en évidence que cet organe est vascularisé, innervé, ce qui lui donne une sensibilité particulière. La douleur est d'autant plus insupportable qu'elle paraît superflue et, ainsi, se trouve immédiatement établie la connotation fondamentale entre la qualité de la douleur et la consistance de son objet. La « rage de dents » est une douleur injuste parce qu'il n'y a pas de plaisir dentaire, ou si peu. Nous ne savons nos dents vivantes que lorsqu'elles nous font souffrir d'une douleur paradoxale, sans contrepartie, qui devrait être extérieure à nous-mêmes, mais qui, au contraire, vrille dans le plus secret de notre intimité. En cela, elle est une torture.

Ainsi, les hommes de science ont pris un jour le fauteuil de dentiste comme symbole de la douleur ; il est intéressant et instructif de retenir que c'est pour des raisons qui n'ont rien de scientifique et qui participent davantage des superstitions et des terreurs qui nous viennent de la nuit des temps et de notre petite enfance, ce qui signifie d'ailleurs, pour nous, exactement la même chose. C'est la distorsion entre la matière apparemment amorphe de la dent et son innervation secrète qui crée le lien privilégié de la souffrance. La douleur n'est admissible que lorsqu'elle est balancée par des satisfactions escomptées.

D'ailleurs, dans la même exposition, il y avait un autre stand, qui se trouvait juste à côté du cabinet dentaire et qui accueillait une sculpture contemporaine - c'est-à-dire pas du tout une sculpture - représentant une paire de chaussures à talons aiguille, le tout étant intitulé « Il faut souffrir pour être belle ».

Le rapprochement n'est pas innocent. C'est l'autre extrémité de la douleur, non pas seulement parce que l'on passe de la tête aux pieds, mais parce que l'on quitte le domaine de la douleur imposée pour celui de la douleur choisie, également absurde d'ailleurs. Le supplice du talon aiguille est accepté avec un enthousiasme que justifie, sans doute, la persistance de fantasmes, plus proches du french cancan* que du marquis de Sade*. Qu'importe. Il est probable qu'une femme souffre davantage dans des baskets trop petites qu'en se faisant poser des couronnes-jaquettes sur l'éclat terni de son sourire.

Le corps et l'esprit humains sont taillés dans des matières extrêmement fines et précieuses, la peau et les sentiments, les sens et les passions, les nerfs et les émotions. Nous sommes capables de ressentir une variété infinie de joies délicates, parfaites, arachnéennes*, simplement en respirant l'odeur d'une fleur, en écoutant un oiseau, en touchant un arbre. Il nous suffit de suivre un chemin dans la paix reconquise du soir. Nous seuls savons ce qu'est la fraîcheur de la soie qui coule comme l'eau, l'étrangeté d'un regard entrevu comme une aventure. Nous sommes ainsi faits que nous pouvons capter toutes les nuances de la beauté du monde. Nous ne connaissons rien des galaxies* ni du vertigineux voyage de l'univers. Mais nous comprenons le scintillement des étoiles et le recommencement des saisons, ce qui est bien plus important. Et même nous savons le véritable goût de la caresse par la volupté extraordinaire du bout de nos doigts, et il nous est donné de connaître aussi les caresses de l'âme qui portent le joli nom de la tendresse. De tels prodiges sont le fruit de l'extravagante complexité de notre être dont notre système nerveux n'est qu'un exemple anecdotique. Nous possédons des virtualités de bonheur inouï que nous exploitons plus ou moins bien et qui sont traduites, pour nous, par toutes les expressions de l'art et de l'amour.

Comment, dès lors, ne serions-nous pas infiniment vulnérables à la douleur, nous qui y sommes si mal préparés. Nous sommes faits pour être bons, pour être justes, pour être aimés. Il suffit de nous regarder. Nous n'avons aucune arme, aucune cuirasse ; la moindre bête porte sur elle un véritable arsenal et celles qui n'en ont pas vivent dans une citadelle. La taupe, la guêpe, l'huître et l'escargot sont mieux nantis que nous. Nos ongles sont les griffes les plus dérisoires de toute la création, tout juste bons pour les scènes de ménage, et il serait indécent de faire une nouvelle allusion à nos dents qui restent toujours des quenottes de lait auprès des crocs du loup et des défenses de l'éléphant. Nous avons beau serrer nos mains, si bien faites pour être grandes ouvertes, nous n'avons que de petits poings qui ne sont utilisables que pour des combats de coqs. Nous ne sommes pas seulement le roseau le plus faible de la nature. Le fait que nous soyons, de surcroît, un roseau pensant est dans le domaine de la douleur une circonstance aggravante. Nous sommes faits pour nous embrasser dans nos faibles bras. Tous les êtres humains ont de beaux yeux car ils sont destinés à ne regarder que de jolies choses et ils ont l'oreille fragile pour savoir écouter la musique que font en sourdine les hautbois et les violoncelles, les grillons et le vent du soir.

Et voilà que nous avons été jetés dans un monde plein de fureur, de bruit et d'incompréhension. Nous étions manifestement bâtis pour le Paradis Terrestre ; et nous ne sommes pas assez solides pour résister à l'Enfer du monde. Nos peintres ont été contraints de dessiner des canons, nos musiciens ont inventé la poudre, nos poètes ont écrit l'Iliade* et nos amoureux ont appris à tuer des enfants. Tout cela ne va pas sans de grandes douleurs. Car nous voici dans le monde du Mal.

Le Mal est à la fois ce qui fait mal et ce qui est mal. La douleur porte en soi d'une manière consubstantielle ces deux notions, ce qui fait qu'elle est en même temps purement objective et qu'elle appartient aussi au domaine impalpable de la pensée. Il y a ainsi de fausses douleurs, ce qui est un concept inexact, parce qu'il peut y avoir de fausses joies, mais la douleur est toujours vraie.

Ce n'est pas innocemment que nos nerfs sont séparés les uns des autres par un petit espace que l'on appelle une synapse et que l'influx nerveux passe, ainsi, par une solution de continuité et un espace insignifiant mais qui est aussi interstellaire*, espace qui pourrait être une grande zone de liberté, d'apaisement, mais qui est, au contraire, une terrible zone de turbulences où les neuro-transmetteurs* ajoutent à la douleur la surcharge de leur transmission même. C'est là que se noue véritablement la douleur comme s'il fallait qu'il soit prouvé que nous en sommes toujours les complices et parfois les instigateurs.

Les anatomistes pourraient, à bon droit, chicaner cette approximation. N'empêche qu'elle contient une part suffisante de vérité pour que soit ressentie la progression bizarre du malheur à la manière des décharges électriques qui sont mortelles dans l'intermittence de leurs pulsions.

Dans le domaine de la pensée aussi, c'est la discontinuité qui crée l'incertitude, l'angoisse, le chagrin, la neurasthénie. Ce système tronçonné délabre nos structures et nous ne savons y répondre que par les constructions aléatoires de nos névroses.

Ainsi, non seulement notre corps fait pour le bonheur implique pour cette raison l'acceptation de la douleur, mais il la génère et, dans le même temps, il prétend la maîtriser puisqu'il sécrète à la fois des endomorphines* et nos rêves. Dans notre fragilité insensée, nous aurions la prétention d'accepter nos douleurs, de les dominer, de les utiliser et de les vaincre ; de cette situation inouïe est née une relation très particulière entre l'homme et sa douleur, et l'on ne sait toujours pas si l'homme dépend de sa dignité ou participe à sa déchéance. Il ne faut pas trop croire le poète qui est resté encore un bébé et « qui tète la douleur comme une bonne louve ». Je préfère Paul Éluard* qui, dans « Capitale de la douleur » a fait sentir, en anatomiste des mots, la magie discontinue de la détresse.

« Au soir de la folie nue et claire
L'espace entre les choses a la forme de mes paroles
Entre des arbres et des barrières
Entre des murs et des mâchoires
L'espace a la forme de mes regards
Tous les ponts sont coupés, le ciel n'y passera plus ».

Voilà ce qu'il écrivait dans ce style à la fois limpide et mystérieux sous le titre : « Ne plus partager ».
Lui qui exprimera la révolte du deuil comme l'auraient fait Euripide* ou Shakespeare*, car il n'y a qu'un seul langage pour le chagrin
« Voici le jour en trop.
Le temps déborde ».

La douleur est notre pire ennemi et pourtant, ou peut-être pour cela, l'homme a toujours joué un jeu dangereux avec elle. Il a tenté d'y voir, quelquefois, un remède, mais le plus souvent un châtiment. Pour une raison mystérieuse, mais certainement vraie, puisque tous les hommes ont en partage ce même sentiment, nous avons commis une faute. Nous ne savons pas laquelle. Nous tentons de la retrouver dans nos souvenirs, même les plus anciens. En vain souvent. Nous savons que nous devons en payer le prix et que ce prix est la douleur.

Ainsi, l'habitude s'est instaurée, et de la même manière qu'était justifié le supplice que les bourreaux faisaient subir aux relapses* et aux criminels, se trouvaient expliquées toutes les déchirures que la maladie infligeait à notre corps comme autant de chagrins à notre âme. Les flammes et les poisons qui nous rongeaient étaient des épreuves dont nous sortirions corps et âmes, morts sans doute, mais purifiés. Et les microbes, si petits qu'on ne les connaissait pas encore, étaient déjà les assistants de l'Exécutant des Hautes Œuvres.

Le Christ a été l'emblème prodigieux de cette rédemption par la douleur. Nous prions aussi la Vierge Marie, Notre-Dame des Sept Douleurs. Et lorsque Marx* prétendait que la religion était l'opium des peuples, son propos n'était pas si dérisoire ou moqueur que l'on pense. Dans notre civilisation, pendant des siècles, l'Église avait en charge de pauvres âmes, c'est-à-dire de pauvres corps soumis à des souffrances que rien ne pouvait faire disparaître ou atténuer. Il restait alors à la conscience humaine à prendre en charge cette douleur pour la sublimer, ce qui était la seule manière de la dissoudre et, dans le même temps, de résoudre le terrifiant problème qu'elle posait.

Puisque le médecin ne pouvait rien au chevet du malade, l'homme d'Église venait prier et l'insupportable se résolvait dans l'éternité. Il faut bien qu'il y ait une raison à la détresse de la condition humaine. Il faut bien que quelqu'un chante les mérites de la douleur à celui qui n'a pas mérité de la subir. C'est ainsi que l'on gagnait son Paradis en échappant, non pas à l'enfer de l'au-delà auquel il ne faut jamais croire, mais à l'enfer de l'agonie dont on est bien obligé de convenir qu'il existe.

La douleur devenait ainsi un enjeu à qui perd gagne, au sens du pari de Pascal. Ce n'était pas vrai, c'était mieux que cela, c'était utile. Pascal connaissait « le bon usage des maladies » et il en avait merveilleusement parlé parce qu'il était un être sublime. Il en existe un certain nombre.

Ce sont des héros ou des saints, quelquefois des artistes, taraudés par une douleur qu'ils chérissent, tous martyrs de leur foi et de leur passion.

On trouve dans ce lot d'édifiantes exceptions quelques scories*, des vicieux ou des fous. Il faut à ces êtres d'exception une réserve de douleur. Il y en aura toujours assez et s'il le faut, ils en inventeront. Les hommes ont, au sujet de leur propre souffrance, une imagination féroce et débordante. Mais pour nous, pauvres hommes qui ne prétendons ni aux voluptés de l'ascèse*, ni aux chimères de la gloire, les choses sont différentes.

Il n'est pas vrai, il ne l'a jamais été, que la souffrance grandisse un homme. Elle nous recroqueville. Rien ne nous rend si petits qu'une grande douleur. Celui qui souffre se plie littéralement dans son lit pour donner moins de prise à cette douleur. C'est une affreuse bête, ce cancer qui dévore en nous ce qu'il y a de meilleur, de plus subtil, de plus juste.

Elle nous rend, malgré nous, toujours méchants puisqu'il nous faut sans cesse nous défendre, et terriblement égoïstes parce que nous ne pouvons plus sortir de nous-mêmes. Notre corps endolori devient notre prison.

La douleur n'a aucune vertu salvatrice. Ceux qui montrent dans l'épreuve un courage formidable, nous les admirons, mais c'est un courage gaspillé dont ils auraient pu et su faire un meilleur usage s'ils avaient été dispensés de le prodiguer dans une aussi vaine querelle. Il n'est pas vrai non plus que nous devrions ou devions être châtiés dans notre corps pour des fautes que nous n'avons pas commises et qu'une culpabilité lointaine et diffuse puisse justifier une torture atrocement présente. La douleur ne rachète rien, ni l'âme ni le corps. Elle n'est qu'un marché de dupes. « Labor, dolor », ces deux mots, nobles ancêtres de notre vulgaire « Métro, boulot, dodo », nous servaient de commandements. Il fallait que le travail fût pénible, porteur de douleurs, et que la peine soit ardente. Ils l'étaient. L'honneur de l'homme serait qu'ils ne le fussent plus.

Les poulies et les leviers ont étanché la sueur des hommes. Moins de fardeaux portés devraient donner plus de noblesse au travail. Si l'on avait exporté la péridurale du paradis terrestre, personne n'aurait osé affirmer qu'il fallait que les femmes enfantent dans la douleur. C'est par une aberration de la nature que le miracle joyeux de la naissance était compromis par tant de peines concassantes, pour employer le vocabulaire imagé des sages-femmes. Désormais, la naissance peut n'être plus une délivrance - quel vilain mot pour un si heureux événement - mais une éclosion. On a pourtant le sentiment que quelques-uns regrettent le bon vieux temps où les hommes succombaient à la peine et où les femmes entraient en douleurs. C'est que nous sommes des nostalgiques invétérés. Quelles qu'aient été les misères de notre enfance, de notre jeunesse, elles appartiennent à la beauté du passé, transfiguré par les illusions de l'oubli. Nos pères, devenus de tranquilles gisants taillés dans le marbre de la piété filiale, nous semblent avoir été les vrais vainqueurs de la douleur. C'est seulement parce qu'ils sont morts. Ils auraient préféré souffrir moins et ce n'est pas leur être fidèles que de vouloir partager l'impartageable héritage de leur infortune. Ils voulaient nous laisser l'espérance du bonheur. Ils voulaient être les derniers suppliciants, traînant sous le fouet de trop lourdes croix. Le Christ lui-même n'est pas venu nous apprendre à souffrir. Il est venu soulager nos tourments et prendre en charge tant de peines endurées avec la sérénité miraculeuse d'une main divine. Il serait temps d'entendre son message.

Notre ancien pape, homme extraordinaire, à la fois visionnaire et archaïque dont le pontificat a duré 31 ans ½, a, le 31 octobre 1992, au cours d'une cérémonie solennelle et fastueuse, réhabilité Galilée*, démontrant ainsi qu'au bout du compte, la Bible dit toujours la même chose que la science. Toute rivalité apparente entre elles procède d'un malentendu ou d'un mauvais usage de la foi qui devient si facilement, pourvu qu'on la sollicite, l'argument de la mauvaise foi. Nous avons fait tant de progrès pour chasser la douleur qu'une saine lecture des Saintes Écritures va certainement, désormais, faire l'éloge du pavot. Il suffira de s'y prendre d'une manière convenable en espérant que nous n'y mettrons pas quatre siècles. Il n'était pas très urgent d'avoir la confirmation théologique que la Terre tournait autour du soleil. Il l'est davantage de consoler un enfant qui pleure et nous sommes tous pareils à des enfants qui espèrent le Royaume de Dieu. Il serait temps que ce Royaume commençât sur la Terre.

Il ne doit, il ne devrait rester que les douleurs inévitables. Elles sont déjà si nombreuses, celles qui ne sont pas prévues et dont l'apparition est le plus souvent nécessaire au diagnostic et parfois indispensable à la survie et celles dont on ne peut pas venir à bout. Elles demeurent un sujet de sollicitude et de recherches. Elles ne sont, ni les unes, ni les autres, un sujet de discours. Entre les deux, il existe une masse affreuse de douleurs revêtues d'une panoplie impressionnante de qualificatifs, tantôt vulgaires, tantôt nobles.

Certaines sont, à l'évidence, justifiées, d'autres procèdent de sentiments plus complexes. La douleur donne le pouvoir à celui qui l'impose. Elle transforme celui qui la subit en esclave. Parfois une complicité périlleuse s'instaure. On craint l'apaisement du corps et de l'esprit comme une démission. On donne le moins possible de médicaments, ce qui signifie trop souvent pas assez. On a peur de la dépendance qui est pourtant facile à éviter.

Jean-François Deniau* évoquait dans un de ses livres il y a longtemps déjà son réveil après une intervention chirurgicale. Il parlait de douleur ; le médecin à ses côtés envisagea, après réflexion, avec un peu de mépris, et de surcroît à haute voix, l'utilisation de ce qu'il appela, avec une moue condescendante, un médicament de confort. Notre ambassadeur ministre, bourlingueur et académicien, qui en a vu d'autres, n'en était pas encore revenu.

Nous savons aussi que lorsqu'on laisse, par perfusion, la morphine, ce demi-dieu du sommeil, à la disposition du malade, il se fait un devoir d'en user avec la plus grande modération, supportant son mal jusqu'à son point extrême, comme s'il avait peur de moins souffrir ou d'être grondé. Notre psychisme réagit exactement comme notre corps, par une méfiance téméraire à l'égard de toute potion calmante. Il n'y a pas de dichotomie* à faire entre la souffrance du corps et celle de l'âme parce que, tant qu'il nous reste un souffle de vie, l'ange et la bête en nous partagent la même aventure.

Tout est encore nimbé de mystères et d'interdits, comme du temps où la douleur était plus forte que l'homme. Il serait temps qu'elle sache

que l'homme est en train de gagner la formidable bataille qu'il a engagée contre elle.
La récompense d'une vie digne de ce nom est d'avoir fait souffrir les autres le moins possible et d'avoir, autant que nous le pouvons, soulagé leurs maux.

Ce qui est vrai pour les autres l'est aussi pour nous-mêmes car il faut, et c'est dans l'Évangile, veiller d'abord à notre salut. Cette récompense n'est pas réservée aux médecins, mais elle leur est éminemment due.

S'il existe demain un monde où les analgésiques et les antidépresseurs stopperont définitivement le passage de la douleur, ce sera tout simplement un monde meilleur. Cela ne le rendra pas parfait pour autant. Au fond de nous, nous saurons bien que la douleur n'est jamais un ennemi vaincu, mais seulement assoupi. Nous tremblerons de son retour, et son silence même nous inquiétera.

À la souffrance, notre imagination saura bien substituer d'autres malaises et l'angoisse d'autres déceptions. La civilisation du bonheur n'est pas heureuse. Ce n'est pas une raison pour en désespérer. Nous savons bien que la vraie douleur emprunte le masque de la mort et que rien ne pourra nous en débarrasser. Nous savons bien aussi que notre combat est d'avance perdu et que tous les hommes doivent mourir dans cette guerre qui est le bouillonnement même de la vie, mais au moins que ce soit comme des guerriers comblés jusqu'au bout par l'enchantement du monde.

Et puisqu'il faut laisser le dernier mot au poète, écoutez le soldat Apollinaire* nous donner cette leçon qui n'est pas seulement de poésie :

« Si je mourrais là-bas sur le front de l'armée
Tu pleurerais un jour, ô Lou, ma bien-aimée.
Et puis mon souvenir s'éteindrait comme meurt
Un obus éclatant sur le front de l'armée
Un bel obus semblable au mimosa en fleurs ».

La douleur-alarme

La douleur a-t-elle du moins l'excuse d'être utile ? La douleur tire l'agressé de l'indifférence et déclenche éventuellement une demande de secours.

Tout le monde lui reconnaît ce rôle de signal d'alerte, de sirène avertisseuse de toute menace sérieuse ou de toute atteinte à l'intégrité physique de l'individu. Sans elle nous laisserions la plante de nos pieds s'ulcérer, se perforer sur le clou qui dépasse dans la chaussure ; nous négligerions l'appendicite qui devient abcès. Sans la crise d'angine de poitrine, les cardiaques poursuivraient leurs activités en négligeant de prendre des précautions et aggraveraient les lésions qui les menacent.

C'est encore la douleur qui nous évite de développer les escarres qui affligent les paraplégiques, frappés de paralysie et de troubles sensitifs des membres inférieurs.

« Sentinelle avancée qui protège notre corps ». Selon Bergson*, la douleur assumait déjà, pour Descartes*, cette fonction d'alarme « qui fait se retirer le pied de la flamme qui brûle ».

C'est la même finalité qui vise, bien plus tard, Sherrington* quand il décrit la douleur comme « le complément physique d'un réflexe impératif de protection ».

Le dispositif d'alarme n'est pas sans défaut. Il fonctionne parfois comme ces pièges à feu qui blessent ceux qu'ils devaient protéger. Très aiguë et intense, elle peut provoquer un arrêt cardiaque ou tout au moins une chute tensionnelle qui met la vie en danger. L'écrasement d'un doigt dans la portière d'une voiture peut déclencher un infarctus du myocarde fatal chez un cardiaque qui a déjà eu des crises d'angine de poitrine.

En dehors de tels cas, la douleur est vraiment un symptôme quasi providentiel. Trop de maladies graves sont indolores. Le signal d'alarme rendrait le diagnostic plus aisé et plus précoce. Si tous les cancers débutaient par des douleurs, leur dépistage serait drôlement facilité. Et les maladies transmissibles ! Si elles étaient douloureuses, il est certain qu'elles ne se propageraient si vite.

La notion de douleur-alarme, de douleur « chien de garde du corps » a longtemps paru si évidente qu'elle a occulté tous les cas où la douleur ne peut prétendre à aucun rôle d'avertissement ou de protection. Ce n'est pas sans lutte que les notions de douleur inutile, de douleur néfaste ont acquis leur indépendance et occupent maintenant la première place, au grand dam des nostalgiques de la souffrance utile et gratifiante.

La douleur-symptôme

La douleur accompagne la plupart des maladies, même si elle n'apparaît pas toujours dès le début. Bien plus fréquente que la fièvre, la toux, la fatigue ou la paralysie, elle fait partie intégrante d'un si grand nombre d'états pathologiques que la médecine ne la dissocie pas de la notion même de maladie.

En tant que symptôme, c'est-à-dire phénomène annonçant un état morbide et participant à sa description, la douleur est présente dans les lésions traumatiques, les infections, les suppurations, les troubles de la circulation sanguine, les réactions allergiques, les affections du système nerveux. Elle aide beaucoup au diagnostic.

Mais c'est un symptôme pervers. Il peut rester discret et d'apparence anodine dans des affections aussi graves qu'une leucémie ou une cirrhose du foie ou au contraire inutilement bruyant, comme dans une carie dentaire ou une névralgie faciale « essentielle » qui est une maladie autonome se résumant en des paroxysmes douloureux d'une intensité à nulle autre comparable.

C'est un symptôme plein d'aléas et de méchanceté. Même décrit de la façon la plus subtile, il ne saurait à lui seul fonder un diagnostic. Il en est un élément qui doit être évalué dans le contexte des autres signes.

C'est un symptôme trompeur qui peut être identique dans des affections différentes au pronostic et au traitement tout à fait opposés. Les douleurs d'un infarctus du myocarde ressemblent à celles d'une embolie pulmonaire ou d'une névralgie intercostale.

Fausse amie, mais partenaire indispensable du diagnostic, la douleur est souvent considérée comme un symptôme important pour

surveiller l'évolution de la maladie. C'était une autre époque où l'évolution des symptômes, dans de nombreuses affections, était un indicateur du déroulement, favorable ou non, de la maladie elle-même. Il paraissait important de ne pas toucher à la douleur, de s'abstenir de la supprimer ou même de la diminuer, tant on attachait de prix à ce symptôme pourtant capricieux.
La douleur ne constitue plus, de nos jours, un élément de contrôle indispensable. Il suffit qu'elle ait existé pour qu'elle ait rempli son rôle d'alarme et de symptôme. Comment admettre d'imposer à un malade une prolongation de sa souffrance sous prétexte qu'elle contribuerait à sa sécurité.

La douleur est une alarme, c'est bien ; un symptôme c'est encore mieux. Mais moins elle dure, et mieux cela vaudra pour le malade et pour son entourage. Comme disait le professeur Leriche* : « La douleur est toujours anormale, elle n'est jamais bonne. ».

La douleur-message

Le message douloureux est urgent et insistant ; il se fonde sur une réalité.

Il arrive pourtant qu'il ne soit justifié par aucun risque ni aucune atteinte réels. La douleur remplit alors une autre fonction. Elle se fait la messagère d'une inquiétude, d'une angoisse, d'un souci enfouis au tréfonds de la conscience du sujet, et qu'il ne sait pas exprimer autrement.

Cette forme de douleur-message donne matière à réflexion. Les psychosomaticiens l'ont affirmé souvent : en effet, quand une malade accuse des maux de tête chaque fois qu'elle est confrontée à un ensemble de problèmes qui, abordés séparément, seraient résolus sans difficulté, mais qui, groupés, deviennent un obstacle infranchissable ; les fins de mois qui réduisent les marges financières ; les enfants turbulents qui n'en font qu'à leur tête ; le mari qui rentre du travail, fatigué, préoccupé et d'autres exemples bien connus telles les douleurs gastriques de l'homme d'affaires qui s'exacerbent chaque fois qu'il se rend à son bureau, ou qu'il doit présider un conseil d'administration, les coliques du comédien confronté au trou noir, modifiant même son texte privé soudain de la limpidité qu'il avait aux répétitions.

Gastrique, intestinal ou crânien, ce genre de mal est toujours lié à la difficulté de maîtriser en même temps une situation délicate et l'angoisse qu'elle engendre.
L'anxiété, elle, au lieu d'être liée à une situation déterminée, devient permanente, s'intègre à la personnalité du malade et se manifeste indépendamment de toute stimulation. L'expression douloureuse est du même ordre : céphalées, troubles digestifs ou douleurs génitales résultant des mêmes productions chimiques, des mêmes lésions observables. Dans tous les cas, l'idée d'une douleur « sine materia », sans intermédiaire organique, n'est qu'une illusion.

Est-ce à dire qu'il n'existe pas de douleurs messages indépendantes d'un support organique ?

Les psychiatres ont été les plus prompts à chercher, sinon des explications, du moins des corrélations entre les faits d'ordre psychique et la nécessité où se trouveraient les malades de s'exprimer sous forme de douleurs.

Il n'est pas impossible que, dans certains cas, la douleur soit une sorte d'excuse avancée pour justifier la difficulté de prendre une décision ou d'agir. La douleur viendrait opportunément déculpabiliser le sujet, tout comme le réveil qui n'a pas sonné ou le pneu crevé font pardonner un retard. Dans une telle situation, l'intéressé ne met pas trop d'empressement à supprimer ou à oublier cette douleur souhaitée, alors même qu'il suffirait d'un comprimé d'aspirine ou d'un pansement gastrique.

Les faits démentent des hypothèses émises par certains. La suppression de la céphalée, quand elle est obtenue par des médicaments antalgiques banaux, est toujours suivie d'une amélioration spectaculaire de l'état psychique. L'anxiété du P.D.G. s'atténue après quelques comprimés neutralisant l'acidité gastrique. Le comédien se sent mieux et domine son trac quand l'atropine a mis son intestin au repos. La ménagère débordée retrouve son sourire quand un peu de paracétamol a calmé sa « migraine ».

Ce rôle de la douleur comme messager des conflits psychiques, de troubles de l'humeur ou de perturbations des structures mentales profondes se situe au premier plan de deux états pathologiques : la névrose obsessionnelle à expression douloureuse et l'hystérie. Ces cas dépassent ma compétence et je crois en avoir vu un dans mon service, mais qui était dans un tel état d'excitation que j'ai dû avoir recours à mes collègues du service de psychiatrie qui ont procédé à son hospitalisation.

Ce que je peux dire en me remémorant ce cas, c'est que la façon dont on souffre peut traduire un « état d'âme », mais on ne souffre pas nécessairement dans le but de communiquer cet état d'âme. La douleur possède un langage ; elle n'est pas elle-même un langage. C'est cette expression qui est un langage, fait de mimique, de cris, de larmes et de mots. Dès qu'il cesse d'être purement réflexe et qu'il sort de l'instantanéité, il est modulé par l'état émotionnel du malade, qu'il exprime alors en priorité.

La douleur-maladie

Une douleur qui dure, qui devient chronique, perd sa fonction d'alarme ou de symptôme. Certes, elle traduit l'existence d'une maladie, même si nous ne savons pas identifier cette dernière sur des critères précis ; mais elle constitue elle-même une maladie. La thérapeutique s'efforce bien entendu de viser en priorité la maladie causale, mais il arrive que cette cause soit inconnue ou inaccessible aux soins. En pareil cas, c'est le traitement symptomatique, celui de la douleur, qui prend la première place.

Il peut s'agir d'une affection qui a cessé d'évoluer, sans espoir de guérison avec retour à l'état antérieur. On ne fait pas repousser un membre amputé. La douleur peut persister alors que le moignon est cicatrisé. Il ne sert à rien de prolonger les soins locaux ; ils n'apporteront aucun soulagement.

Totalement inutile, odieuse, invalidante et finalement dégradante, la douleur qui se pérennise finit par occuper le devant de la scène. Même si la souffrance, au témoignage de la victime, n'est pas très intense, sa continuité en fait un fardeau difficile à supporter avec sérénité. Elle

agit sur la personnalité du malade, modifie son comportement, engendre la tristesse, l'anxiété ou la dépression. Elle pèse sur la vie sexuelle, sur le travail intellectuel ou manuel. Le malade perd toute envie d'agir, toute créativité, n'a plus d'intérêt pour rien. Et le plus grave, c'est que cet état misérable se répercute sur la famille et les proches.
La douleur persistante aggrave la situation morale et matérielle des malades atteints d'une affection évolutive dont le pronostic peut être fatal.
« Je veux bien mourir, mais pas souffrir ! ».
Il est plus facile à l'être humain de rester courageux à l'approche de sa fin que de rester serein sous l'emprise de la souffrance. On sait que la torture a plus souvent obligé à partir que la menace de l'exécution.

Que dire de la douleur qui résume en elle toute la maladie, comme dans la névralgie faciale essentielle ? Aucune lésion ne menace la vie du malade. Il n'y a pas d'autre symptôme que ces coups de foudre dans le visage. En pareil cas, supprimer la douleur, c'est supprimer la maladie. La céphalée de la migraine commune accompagne une perturbation à tel point dénuée de gravité qu'on l'ignore dès qu'elle est indolore. Le traitement de ces douleurs maladies ne recourt pas nécessairement aux médicaments spécifiquement antalgiques. On peut certes atténuer par la morphine les crises de la névralgie faciale essentielle, et la migraine peut être soulagée par l'aspirine ou le pyramidon*. Mais il existe des traitements géné-ralement bien plus efficaces, qui préviennent le retour des accès douloureux et interrompent les processus qui conduisent à une nouvelle crise.

Dans la névralgie faciale essentielle, c'est un anti-épileptique, la carbomazépine, dépourvu de toute propriété antalgique, qui stoppe la répétition des crises.

<u>La douleur délicieuse</u>

Les martyrs chrétiens qui subissaient flagellation, rôtissage et écartèlement, les Hindous qui marchent sur le feu et font larder leur chair de crochets monstrueux supportent la douleur, mais ils la reconnaissent pour pénible : c'est ce qui lui donne sa valeur d'offrande à la divinité. Le sourire d'extase qui les illumine n'atteste pas un plaisir, mais la satisfaction d'un accomplissement mystique. La douleur pour eux reste ce qu'elle est pour le commun des mortels : affreuse, parfois horrible, certainement pas source de délices.

Et pourtant... il existe des sujets qui recherchent des expériences réputées douloureuses pour le plaisir qu'ils y trouvent. Les coups de fouet, les chaînes, les brûlures leur procurent une satisfaction qui les incite à récidiver.

On a trop facilement généralisé en rapportant tous ces comportements aberrants à la perversion sexuelle qui a reçu le nom de masochisme. Sévices corporels, humiliations que leur infligent leurs partenaires ! Il s'agit bien de douleurs recherchées, avec les manifestations de la souffrance, mais qui finalement procurent une gratification sexuelle.

Ce comportement anormal s'explique peut-être en partie par le fait que certaines modifications, humorales favorables au plaisir sexuel, se produisent également sous l'effet de la douleur.

À l'opposé, les adeptes du marquis de Sade*, plutôt que de s'infliger à eux-mêmes les désagréments recherchés par les masochistes, les imposent à leurs partenaires ou à des tiers non consentants, et satisfont leur libido dans toute sorte de sévices. Il faut faire souffrir pour arriver à l'orgasme ; ici, c'est la douleur des autres qui devient délicieuse.

Fausses douleurs buccales sans cause organique

Glossodynies* - Stomatodynies*

> « Il n'y a réellement pas de ligne de séparation
> à établir entre la physiologie et la psychologie. »
> Claude Bernard

J'ai été très frappé, lors de mon arrivée à l'hôpital Saint-Antoine, de voir en consultation des patients(es) décrivant une symptomatologie quasi constante, où la douleur était le premier élément.

Ces patients m'étaient adressés par des confrères qui, devant l'échec de leurs soins, se rabattaient sur notre service, après avoir appris que nous travaillions depuis quelque temps sur ce sujet et que les résultats obtenus par mon équipe étaient des plus satisfaisants.

Il faut dire aussi que nous disposions de la présence et de la compétence d'un psychiatre, qui permettait d'établir facilement des contacts avec les patients.

Cette approche thérapeutique était véhiculée dans la profession par l'enseignement, la formation continue, les publications diverses, la presse professionnelle et tous autres moyens de diffusion.

Voici comment se passent les choses habituellement.

Pièges et erreurs de diagnostic. Ces douleurs, appelées communément **glossodynies*** parce que leur siège préférentiel est la région linguale, portent aussi le nom de **stomatodynies***. C'est donc là un terme générique rassemblant toutes les douleurs bucco-dentaires sans cause organique. En fait, il dérive de l'extension de glossodynies* à toutes les régions de la cavité buccale et de ses territoires annexes.
Il s'agit donc d'algies buccales survenant sur un terrain psychique particulier, avec souvent en « arrière-plan » une cancérophobie obsessionnelle, ayant éliminé dans leur étiologie les différentes algies symptomatiques habituelles de causes organiques.

Consultation en clinique. « Docteur, j'ai mal dans la bouche, ma langue me brûle, j'ai des picotements et depuis quelque temps ces douleurs se propagent au palais, et autour des lèvres.

« Je ne peux plus vivre comme cela, c'est insupportable.
« J'ai vu beaucoup de médecins, de chirurgiens-dentistes.
« On m'a fait toutes sortes d'examens qui n'ont rien montré, ainsi que des radiographies.
« Certains m'ont dit qu'il fallait m'extraire des dents ; ces extractions n'ont rien changé ; il m'a été fait des prothèses, et d'autres m'ont dit

que j'étais allergique à ces prothèses… c'est insupportable, je ne peux plus continuer comme cela… ».
Voilà en gros rapportée la description des signes cliniques que font habituellement les patients atteints, avec, bien entendu, des détails très variés, mais qui touchent tous, ces douleurs anciennes et devenues intolérables.
En somme, c'est un patient, le plus souvent une femme, qui vient consulter pour des douleurs apparues depuis des mois ou des années qui ont motivé de très nombreuses consultations chez plusieurs spécialistes « qui n'ont rien trouvé », ou qui ont posé des diagnostics divers et prescrit des traitements aussi variés qu'inefficaces.

L'aspect du malade est souvent frappant :
- ou bien il est timide, apeuré même, parlant peu, à voix basse, et il faut le questionner pour obtenir certaines réponses ;
- ou bien ce comportement réservé cède la place à une assurance grandissante, le patient s'exprimant davantage au fil de l'examen et donnant finalement de nombreux détails sur sa maladie ;
- ou bien encore, c'est d'emblée quelqu'un de très à l'aise, volubile, et plein d'assurance pour exposer son problème.

Deux règles générales sont à observer :

- La première, c'est de laisser parler le patient, savoir l'écouter, parce qu'il a d'abord un grand besoin de s'exprimer, de se confier. Ensuite, on peut orienter l'interrogatoire par quelques questions rapides, amenant les réponses d'où sortiront les caractères sémiologiques de la douleur si importants pour porter le diagnostic.
- La deuxième, qui découle tout naturellement de la précédente, c'est de tout faire pour mettre en confiance ce malade, car il faut qu'il se sache écouté et compris.

La douleur, symptôme essentiel de la somatique*.

C'est le signe majeur de la maladie. Il faut faire préciser les points suivants :

• *La douleur et son siège* : elle intéresse le plus souvent la langue (glossodynie*), les lèvres, le palais, les gencives (surtout la région antérieure), les crêtes maxillaires édentées, et plus rarement, les dents (le plus souvent un groupe de dents).
Parfois encore, le malade se plaint de « mal de gorge », de douleurs au niveau de l'articulation temporo-mandibulaire, plus exceptionnellement d'algies faciales.
Les glossodynies* ont leurs caractères particuliers. Leur topographie touche le plus souvent une zone bien délimitée sur la pointe surtout ou sur les bords de la langue. C'est aussi autour d'un signe sans importance pour le clinicien que s'organise la douleur : habituellement une ulcération, une végétation, une coloration, une particularité anatomique, un dépôt saburral, une papille hypertrophique, une varicosité linguale.
Les localisations douloureuses buccales peuvent être multiples. Cette pluralité doit d'ailleurs faire douter déjà de l'organicité de la douleur.

• *La douleur et son type* : la douleur est décrite avec un très grand luxe de détails ; ce sont des sensations de brûlures, de picotements, de démangeaisons, de gonflement, de fourmillements, de morsures. Il s'y ajoute la notion de sécheresse buccale, de goût de poivre ou de sensation de sable sur la langue, de gêne constante.

• *La douleur et son intensité* : celle-ci est difficilement appréciable ; elle varie en fonction des conditions sociales, familiales et psychiques du malade. Elle est très disproportionnée avec le peu ou l'absence de signes cliniques évidents. Elle peut être simplement une gêne permanente, mais peu intense, lorsqu'elle touche un groupe de dents par exemple ; ou bien elle est sourde ou intense, empêchant même parfois la parole et toute vie professionnelle.

• *La douleur et ses horaires* : au début de la maladie, elle est épisodique, puis son rythme augmente et elle devient quotidienne. Elle survient plutôt en fin de matinée, est plus forte le soir : c'est ainsi qu'elle augmente fréquemment à la tombée de la nuit chez les malades vivant seuls, et qu'elle peut diminuer lorsque le malade a son attention fortement sollicitée par certaines occupations.

La douleur n'empêche ni le sommeil, ni l'alimentation ; elle est souvent modérée ou supprimée par le repas. En revanche, elle est stimulée par tous les irritants habituels (alcool, tabac, épices).

• *La douleur et son évolution* : elle persiste, avec des périodes d'accalmie totale (la nuit, le malade ne souffre pas) et des paroxysmes diurnes.
Les médicaments antalgiques et les thérapeutiques usuelles peuvent avoir une action bénéfique très courte, mais font vite la preuve de leur inefficacité.

• *La douleur et ses conditions d'apparition* : cette douleur est apparue depuis plusieurs mois, voire plusieurs années, à la suite de soins dentaires, d'une intervention chirurgicale banale (extraction, curetage parodontal, chirurgie préprothétique), de la mise en bouche récente d'une prothèse, d'une infection bucco-dentaire, d'une candidose ou de tout autre geste local d'examen par exemple.

Tous ces motifs sont bons pour que les patients mettent en cause souvent leur praticien et le rendent responsable de leurs douleurs. Pour la plupart, ils pensent qu'il existe une cause matérielle à cette douleur et c'est dans ce sens qu'ils « racontent leur histoire » ; mais ils n'évoquent jamais d'eux-mêmes une situation affective ou conflictuelle coïncidant avec le début des troubles.

Il convient de ne pas rejeter en bloc le symptôme physique accusé, mais d'orienter prudemment l'entretien sur le contexte affectif.
C'est ainsi que, très souvent, on apprend que la première manifestation douloureuse s'est produite quelque temps après un accident ou une maladie grave touchant le patient ou un proche, un choc affectif, des ennuis professionnels, familiaux, matériels, le décès d'un parent, très fréquemment à la suite d'un cancer.
Chez la femme, il faut penser à la ménopause.
Lorsque ce contexte émotionnel est présent, ce qui est presque toujours le cas, le clinicien peut, pour confirmer le diagnostic de somatique* auquel il a certainement songé, faire préciser certains points habituellement retrouvés dans le syndrome dépressif : asthénie, fatigue, amaigrissement, perte de l'appétit, perte de l'intérêt pour certaines actions, manque d'énergie par exemple.

L'interrogatoire révèle presque systématiquement la notion de prise d'un sédatif avant le coucher depuis longtemps.
L'existence d'antécédents dépressifs personnels ou familiaux est enfin à rechercher.

• *La douleur et ses signes accompagnateurs* : c'est le plus souvent une sécheresse buccale ; parfois, au contraire, il existe une salive abondante, mousseuse, due aux nombreux examens de la région douloureuse par le malade lui-même et aux déglutitions trop répétées provoquant une fatigue musculaire et pharyngée.
Il peut exister des troubles du goût (agueusie) entraînant une véritable anorexie chez certains.
Enfin, d'autres signes peuvent être observés ; moiteur des mains, rougeur de la face, larmoiement, tremblement.
Des signes gastro-intestinaux sont parfois complé-mentaires (gastrite, colopathie fonctionnelle, etc.).

À partir de ces différents éléments sémiologiques relatifs à la douleur, l'orientation diagnostique vers une stomatodynie* est en marche. Elle ne doit pas pour autant faire négliger l'examen clinique.

Examen clinique. Il devra être complet et minutieux, très méthodique à la recherche d'une cause organique. Il se fera comme d'habitude par :
- l'examen dentaire (recherche de lésions pulpaires),
- l'examen du parodonte* (recherche de poches paro-dontales),
- l'examen de la muqueuse buccale (recherche d'une lésion irritative ou autre),
- l'examen de l'occlusion et des articulations temporo-mandibulaires,
- l'examen à la recherche de ganglions inflammatoires.

Les examens complémentaires. Ils sont orientés par l'examen clinique et sont à faire avec prudence s'ils doivent provoquer la moindre agression sur un terrain déjà fragile.
Ce sont :
- les radiographies diverses (sialographies peut-être),
- les prélèvements bactériens,

- la biopsie, plus rarement, car le lieu de prélèvement devient alors le siège privilégié de la douleur.

Le bilan des résultats de ces différents examens s'appréciera sans passion,
- ou bien il n'en relève aucune anomalie grave,
- ou bien il révèle une cause pouvant servir de support à la maladie et prenant dans le cas présent des effets très disproportionnés.
On comprend alors parfois la difficulté du diagnostic qui demande une bonne connaissance des diagnostics différentiels à évoquer et à éliminer.

Diagnostics différentiels. On doit les évoquer rapidement, mais ils s'éliminent très vite :
- la douleur et les dents,
- la douleur et la muqueuse buccale,
- la douleur et les suites postopératoires récentes ou anciennes,
- la douleur et le syndrome algo-dysfonctionnel de l'appareil manducateur*,
- les autres algies faciales organiques,
- la névralgie faciale essentielle du trijumeau (V),
- les algies faciales permanentes,
- la névralgie du glosso-pharyngien (IX).

Conduite à tenir. Il faut absolument :
- rassurer le malade, et lui expliquer globalement sa maladie ;
- éviter de nier l'existence de sa pathologie et de dire « ce n'est rien » ;
- s'abstenir de tout soin et tout geste, sauf cas d'urgence ;
- ne pas céder à ses exigences lorsqu'il demande une intervention sur la région incriminée : en effet, tout geste thérapeutique aurait une action bénéfique de courte durée, mais provoquerait rapidement une nouvelle crise douloureuse dans la zone anatomique où ont porté les soins récents ;
- diriger le malade, prudemment certes mais fermement, vers le psychiatre qui doit rester le seul maître du jeu thérapeutique.
En effet, psychothérapie et traitement antidépresseur doivent trouver une place importante dans le traitement des stomatodynies*. Ce

traitement, long et difficile, risque de déborder les connaissances du praticien traitant odontologiste.

La voie contraire risquerait de voir des malades en échec devant des traitements souvent mal conduits, errant d'un praticien à un autre, d'une consultation à une autre, avec le risque de laisser trop longtemps en place le masque de la dépression, avec des douleurs devenues un véritable mode de vie.

Les étapes du traitement. La prise en charge d'une stomatodynie* doit comprendre trois étapes, de qualité égale.

- La collaboration entre l'odonto-stomatologiste et le psychiatre doit être étroite. Après un examen clinique approfondi, la consultation psychiatrique doit apparaître comme une suite normale aux yeux du patient. Il est bon que ces deux praticiens établissent un dialogue, direct ou non devant le patient.

- La consultation psychiatrique doit être longue, non directive, laissant « se raconter ». Il se produit alors une narcissisation* et une levée de censure déjà bienfaisante.

- Le dernier temps, mais non des moindres, est la prescription d'antidépresseurs, dont la molécule, la posologie et la durée relèvent essentiellement du psychiatre.

Peu d'auteurs ont contredit cette position sur les glossodynies* et stomatodynies*. Cependant, l'un d'eux, neuro-chirurgien Honoraire des Hôpitaux de Paris, avec lequel j'entretenais d'excellentes relations, n'a jamais voulu accepter mon argumentation.

Voici ce qu'il disait lors d'une de ses brillantes conférences :

« L'insuffisance d'identification de la maladie causale n'interdit pas de supprimer la douleur, mais la méconnaissance du mécanisme de la douleur peut avoir des conséquences plus sérieuses : si les douleurs d'envahissement cancéreux, de distension d'organes creux (coliques), de processus inflammatoires articulaires, vasculaires ou méningés sont bien perçus comme la réponse à la stimulation des fibres nerveuses de la nociception* et répondent tant aux médicaments antalgiques classiques qu'aux interruptions des voies de la nociception, il n'en est pas de même de douleurs fréquentes et souvent très graves qui relèvent d'un tout autre mécanisme : la déafférentation sensitive*.

Ces douleurs résultent de la perte des informations sensitives discriminatives qui ne parviennent plus au niveau du thalamus du fait d'une lésion d'un nerf sensitif ou d'un relais sur les voies de la sensibilité discriminative comme dans les amputations, les plaies des nerfs, les lésions du thalamus consécutives à certains accidents vasculaires du cerveau ou les lésions du zona. La caractéristique commune de ces douleurs est de ne pas répondre aux drogues antalgiques et que les interventions d'interruption nerveuse ne peuvent que les aggraver.

Cette déafférentation* peut être insidieuse et être la conséquence, par exemple, de lésions multiples des nerfs dentaires, d'avulsions multiples ou, bien entendu, de neurolyses* du nerf dentaire inférieur : qui n'a pas eu à affronter les reproches de patients qui se plaignent de douleurs diffuses, continues, au niveau d'un maxillaire qui ne présente plus aucune dent malade, où des « dévitalisations » parfaites ont été suivies d'obturations sans problème ?

Ces douleurs de déafférentation ne cèdent qu'à l'apport de nouvelles informations sensitives, soit directement au niveau du thalamus, soit, à un moindre degré, par des stimulations transcutanées ; il est bien évident qu'on proportionne les moyens à la sévérité de la douleur.

Quoi de plus banal que de dire devant une douleur dont la cause échappe, et à fortiori quand le traitement s'avère inefficace, qu'elle est d'origine psychique ? Les psychalgies ont bon dos et les élucubrations psychanalytiques imprègnent encore certains praticiens : le fait de trouver un état dépressif ou un conflit familial, un trouble de la sexualité, suffit comme explication.

Est-ce à dire qu'il n'existe aucune douleur d'origine psychique ? Non, mais ces douleurs qui constituent le tableau de très rares névroses obsessionnelles graves et d'encore plus rares hystéries veulent imiter à la perfection des douleurs tout à fait classiques dans leur expression et ne sauraient entrer dans le cadre des douleurs apparemment inexplicables. Elles paraissent si vraies qu'on ne soupçonne pas leur nature psychique avant un examen objectif.

Ces pseudo-diagnostics de psychalgies reculent devant une meilleure connaissance des mécanismes de la douleur et les progrès des diagnostics étiologiques. Je n'en donnerai qu'un exemple : celui des stomatodynies*, des gingivodynies, des glossodynies* où, en dehors d'une légère douleur et d'une sensibilité exacerbée à certains contacts alimentaires, on ne trouve rien, pas de phénomène galvanique, pas de lésions inflammatoires et, pis encore, pas d'antalgique vraiment efficace.

En fait, bon nombre de ces stomatodynies sont l'équivalent, au niveau buccal, de ce que sont les œsophagites*, gastrites, duodénites ulcéreuses, c'est-à-dire le résultat d'un dysfonctionnement des récepteurs à histamine et des fibres bêta 2 qui innervent la muqueuse digestive. La cimétidine* ou la ranitidine* sont à ce titre bien plus efficaces que des psychothérapies ou l'affirmation qu'il n'y a rien. ».

En conclusion

La douleur peut désormais être tenue en échec. Il n'existe plus aujourd'hui de douleurs qui ne puissent être maîtrisées dans de bonnes conditions. Mais, si souffrir n'est plus une fatalité, il s'en faut encore de beaucoup pour que cette victoire cesse d'être théorique.

Cette lutte a recours à des moyens très divers, physiques, psychologiques, chimiques ou chirurgicaux dont le développement a suivi celui des connaissances sur les mécanismes intimes de production et de contrôle de la douleur. La conséquence incontournable de cette interdépendance entre thérapeutique et physiopathologie* est que le choix et l'utilisation rationnels des moyens thérapeutiques sont conditionnés par une bonne identification des processus impliqués dans chaque cas.

L'échec à la douleur dépend maintenant de la reconnaissance de l'algologie* ; ce qui entraîne en premier lieu une bonne information du public qui le rende apte à participer au traitement tout en l'incitant à réclamer la suppression effective de ses souffrances.

Il faut en second lieu que les médecins, au-delà du diagnostic et du traitement des maladies, se préoccupent de mettre fin à un symptôme dont l'inutilité et la nocivité ne sont plus à remettre en question. Il n'est pas douteux qu'un certain nombre d'attitudes héritées d'un passé qui considérait la douleur comme un simple aléa, parfois utile, des maladies, soulèvent encore quelques interrogations quand il faut accorder à la suppression de la douleur la même urgence et une place aussi éminente qu'au traitement à visée curative.

Le spectre des maladies douloureuses, la hantise d'affections, dont la tradition projette au premier plan les souffrances qu'elles entraînent ainsi que les superlatifs dont ces maux sont souvent parés, devraient ne plus être que des souvenirs d'un passé révolu. Les douleurs n'ont plus de raison d'être un sujet de préoccupation pour un cancéreux ou pour un rhumatisant, car une thérapeutique adéquate est capable d'en prévenir l'apparition ou la prolongation ; les furieux élancements de la névralgie faciale ou les brûlures laissées en souvenir par un zona ne justifient plus leur terrifiante réputation. Il en est de même pour toutes les douleurs considérées il y a encore peu de temps comme rebelles ou intraitables, même pour des affections dépourvues de toute gravité vitale comme la migraine, le lumbago ou les sciatiques. Se contenter de thérapeutiques d'efficacité relative, d'action lente ou incomplète est incongru quand on dispose de traitements immédiatement et durablement efficaces, capables d'épargner des semaines ou des mois d'inconfort.

Nous possédons désormais tout pour tenir la douleur en échec. Tout, excepté peut-être le principal : la volonté de reconnaître la douleur comme un ennemi en soi et donc celle d'apprendre à la combattre fortement.

La qualité de la vie passe par l'absence de douleur. C'est vrai aussi pour la douceur de la mort.

LE CANCER

Une cellule se développe irrégulièrement, se multiplie de façon anarchique, ses voisines l'imitent, une masse anormale est formée, un cancer est né. Sorte de caricature de la vie, il va s'étendre, envahir et comprimer les organes sains, jeter des métastases lointaines. Dans tous les pays appliquant les méthodes les plus variées, les chercheurs s'efforcent de résoudre l'un des premiers, sinon le problème de la médecine actuelle.

D'importantes constatations ont été faites. On sait qu'un cancer encore localisé peut être détruit par la chirurgie ou les radiations et l'on sait assez souvent dépister à ce stade initial le cancer encore curable.
Il convient d'insister sur ce point : en l'état actuel, la chirurgie et les radiations sont les seules méthodes capables d'arrêter définitivement l'évolution de certains cancers. La chimiothérapie a aussi ses indications, seule ou en association avec un autre traitement. Mais cette situation est bien évidemment temporaire. Les progrès viendront d'une meilleure connaissance des causes du cancer, du mécanisme intime de la cancérisation. Une prévention correcte du cancer, une thérapeutique générale rationnelle pourront alors être envisagées et se substitueront aux méthodes empiriques et destructrices actuelles.

Comme pour tout effort vers la connaissance, il faut partir du plus bas et monter les marches lentement.

D'abord, qu'est-ce qu'une tumeur ? C'est une formation anormale de tissu, une excroissance à un endroit imprévu du corps. Nous fabriquons tous des tumeurs : un grain de beauté, un durillon, les petites taches foncées qui semblent salir les mains des personnes âgées sont des tumeurs. Leur apparition n'est pas réservée à l'homme : les plantes aussi ont des tumeurs, par exemple ces proliférations noueuses visibles sur les troncs des arbres. Les poissons ont des tumeurs, les insectes, les grenouilles, les poules et, bien entendu, tous les mammifères, dont nous faisons partie. Toutes les créatures vivantes présentent donc des tumeurs, à l'exception des êtres composés d'une seule cellule comme les bactéries et les protozoaires, car c'est leur identité même qui disparaîtrait.

Il existe deux groupes de tumeurs : les tumeurs benignes et les tumeurs malignes ; les deux adjectifs disent bien ce qu'ils veulent dire.
Tumeur bénigne : aspect insignifiant, caractère tolérable, présence à peine gênante, acceptable. On peut vivre avec elle et ne pas s'en soucier. L'anatomo-pathologie nous aura rassurés sur le caractère bénin ; cet examen est indispensable malgré les signes cliniques bénins de la tumeur.
Tumeur maligne : aspect laid, sanieux, caractère dangereux, présence souvent douloureuse, inacceptable. Elle est mortelle si l'on n'arrive pas à en arrêter l'évolution : « le diable s'installe en vous et vous tuera si vous ne le chassez pas ». Elle engendre vite, chez celui qui la porte, la détresse, l'angoisse. L'anatomo-pathologie aura vite décelé les cellules malignes.

Il ne saurait être question d'aborder ici l'ensemble des problèmes posés par les cancers humains dont beaucoup sont connus, en voie de recherches, et même sur de bons rails.

Par contre, j'ai voulu absolument parler du problème de la dépendance, à partir d'un constat malheureux et qui touche principalement notre jeunesse :

Le cancer et le tabac
Le cancer et l'alcool
Le cancer et la drogue

CANCER ET TABAC

Le tribut payé au cancer pose un enjeu sanitaire majeur et sociétal. La situation est préoccupante.

Avec 360 000 nouveaux cas de cancers en France par an, il est temps de prendre le problème à bras le corps. Ainsi, avec plus de 60 000 personnes qui meurent chaque année dans notre beau pays, victimes du tabac, véritable poison et premier facteur de risque évitable, la société doit comprendre qu'elle doit se bouger pour mener avec acharnement, ambition et réalisme, la mobilisation pour sortir la France du tabac dans les prochaines années. Chacun le constate, même si quelques restrictions plutôt hypocrites tentent de soutenir leur propos, les grands enjeux de la lutte contre le cancer nécessitent désormais une prise en charge partagée tant par les professionnels que par chaque citoyen. Cette règle vaut de manière flagrante pour une lutte moderne, actualisée contre le tabac, avec et aux côtés des victimes.

Le contexte économique, social et politique, aussi inquiétant soit-il, offre aujourd'hui des perspectives enthousiasmantes pour élaborer et déployer des solutions démocratiques, efficaces, radicales même, pour de nombreux problèmes de santé ayant le plus souvent un impact social, voire sociétal. Unies, nos forces ont déjà permis des avancées majeures contre le cancer ; elles doivent maintenant contribuer à transformer les promesses des uns, les plans des autres ou les lois ou décrets en actes, actions et solutions.

Une opinion singulière et radicale sur le tabac.

C'est celle de Jacques Attali, économiste, éveilleur de conscience, pour ne citer que ces deux titres. L'urgence et l'exigence font son caractère ; ses idées sont souvent des combats. Ainsi, le tabac et les ravages d'une drogue qu'il pense inutile. Alors que la Ligue contre le cancer propose un plan global « Sortir la France du tabac avant 2030 », Jacques Attali veut en interdire la production, la distribution et la consommation, d'ici 20 ans. Un débat de société sera organisé par la Ligue prochainement.

L'économiste ajoute :

« Bien sûr, on remettrait en cause quelques emplois ; l'État perdrait quelques recettes ; on encouragerait, un
temps, le marché noir ; on devrait faire quelques dépenses pour aider les fumeurs à sortir de leurs addictions. Mais on gagnerait tant en qualité et en espérance de vie que le bilan, même économique, serait évidemment partout positif ».

Optimiste lucide, après avoir rappelé que ce produit tue une personne dans le monde toutes les six secondes, il dit : « Le tabac a tué 100 millions de personnes au 20ème siècle, soit le double de la Seconde Guerre mondiale. À ce rythme, selon l'OMS, il devrait en tuer 1 milliard au 21ème siècle ». À ne rien faire, nous serions donc tous complices d'un crime.

Et l'État le serait en premier lieu : « Une société démocratique doit éloigner ses membres de ce qui peut leur nuire. Et, pour cela, elle doit d'abord comprendre ce qui les conduit à agir ainsi. Elle doit ensuite éduquer, inciter, puis interdire. Mais, si l'interdiction n'est pas une perspective à moyen terme, la société est complice et l'éducation ne sert à rien ».

« Je déteste, dit Jacques Attali, avoir des activités intellectuelles qui ne se traduisent pas par un résultat concret »...

Quelques autres questions ont été posées à Jacques Attali lors d'un autre entretien :

q. *(question)* Comment imaginer une interdiction totale du tabac dans la mesure où toute politique de prohibition a toujours échoué ?

J.A. *(Jacques Attali)* Cet argument consiste à dire : vous avez le choix entre les dealers et les buralistes. Moi, je suis pour interdire les deux. Ce n'est pas parce que l'humanité se suicide qu'il faut la laisser faire. Le rôle de la démocratie, c'est de créer des garde-fous pour empêcher le suicide des nations, des civilisations. On meurt de l'absence d'interdits de pulsions suicidaires, le tabac en est une.

q. L'alcool ? Le haschich ? La malbouffe ? L'automobile ? Ne faudrait-il pas aussi les interdire ?
J.A. Le haschich est interdit et l'on en fume moins que le tabac. Pour l'alcool, un verre de vin ou deux n'est pas nuisible à la santé. L'automobile est utile. La malbouffe, c'est plus grave. On consacre 10 % des dépenses mondiales de santé au diabète, soit 1 % du PIB mondial. La malbouffe comme le tabac sont des enjeux sanitaires et c'est par l'éducation à l'école que l'on pourrait déjà commencer à les juguler.

La spécifié toxique du tabac est qu'il est dangereux dès la première cigarette. Mais, pour « interdire » la demande, il faut rechercher les raisons de ce manque. Un bon exemple nous est donné par la Communauté San Patrignano en Italie : ils réussissent à désintoxiquer des drogués (85 % de succès) en gardant les jeunes 4 ans et en leur apprenant un métier d'excellence. Ils en sortent avec une vraie confiance.

q. Une interdiction vaut-elle à l'échelle d'une nation, alors que le problème est mondial ?
J.A. Il est plus facile d'interdire de fumer dans un pays que de contrôler une opération financière (si vous ne la faites pas en France, vous la faites ailleurs).
Qui dit « interdit » dit police ; si on ne se donne pas les moyens de police, on n'y arrivera pas.
Mais qui dit « interdit » dit aussi recherche des raisons profondes pour lesquelles on a envie de fumer, et les neurosciences* peuvent en ce domaine nous aider avec, par exemple, des produits de substitution moins nocifs que ceux existants.

q. Et le statut social des pauvres et des riches ?
J.A. Si les jeunes comme « les pauvres » devaient payer 20 euros un paquet de cigarettes, ils fumeraient moins. Si les pauvres avaient plus de mal à fumer, ils seraient en meilleure santé que les riches et ce serait une bonne nouvelle.

Lutte contre le tabac.
Notre pays doit se ressaisir.

Le tabac tue six millions de personnes chaque année dans le monde. Il est la première cause de mortalité prématurée et première cause de cancers évitables. Les chiffres de mortalité par cancer du poumon repartent à la hausse dans notre pays. Les femmes et les jeunes sont désormais en première ligne.
L'exemple de l'Australie doit nous servir de réflexion et de décision.

La Ligue propose un plan global « Sortir la France du tabac avant 2030 ». Encore faudra-t-il que la volonté politique soit enfin au rendez-vous.

Le plan de la Ligue nationale contre le cancer pour **sortir la France du tabac** (Professeur Gilbert Lenoir) G.L.

Pour le président de la Ligue, il faut en finir avec les demi-mesures et les lois non suivies d'effet. Pour y parvenir, il propose un plan en trois volets et un débat national réunissant tous les intéressés.

q. *(question)* Qu'entend exactement la Ligue lorsqu'elle dit vouloir « sortir la France du tabac » ?
G.L. *(Gilbert Lenoir)* L'objectif, c'est 2030 au plus tard. Nous ferons tout pour que, cette année-là, le tabac ne soit plus un produit commercial banal. Il s'agit d'une drogue, douce pour certains, dure pour d'autres, mais bel et bien d'une drogue. Sera-t-elle encore en vente libre en 2030 ? Sera-t-elle pénalisée ? Sera-t-elle alors assimilée aux psychotropes ou à l'alcool ? C'est la société qui tranchera, après un débat. On aura alors décidé probablement au niveau européen si un poison reconnu, faisant des milliers de morts par jour et entraînant une addiction, peut demeurer un produit commercial ordinaire. Mais, sans attendre, appliquons déjà à l'industrie du tabac le principe « pollueur-payeur » : qu'elle assume les coûts induits par son activité, au niveau des hôpitaux, des assurances et des drames familiaux.

q. Vous ne réclamez donc pas une interdiction pure et simple ?
G.L. On ne parle pas de prohibition, source de dérives, mais on parle de débat social : 85 % de fumeurs souhaitent arrêter de fumer ; ils sont entrés dans le tabagisme par pression commerciale et sociale. La liberté du risque appartient à chacun. Chacun a le droit de vivre dangereusement pour ce qui le concerne. Mais, est-ce une raison pour exposer les autres, les enfants en particulier, à ce poison, avec le soutien d'énormes moyens marketing ?

q. L'outil le plus efficace pour réduire la consommation semble consister à pratiquer des augmentations de prix régulières et conséquentes ?
G.L. Oui, mais ce n'est pas à la Ligue de décider du prix du tabac. Mais, si on entend vraiment sensibiliser l'opinion, il faut appliquer les mesures définies par l'OMS. Dans cette panoplie de mesures, effectivement le moyen le plus efficace pour dissuader les jeunes consiste à augmenter régulièrement le prix des cigarettes. La France, sous l'influence du lobby du tabac et de Bercy, y a malheureusement renoncé depuis plusieurs années.

q. Plus globalement, en quoi consiste le plan de la Ligue pour relancer la lutte ?
G.L. C'est un plan sur la durée, ferme, mais non autoritaire, reposant sur un débat participatif et international. Il comprend trois volets.
Le premier, tout simplement, consiste à appliquer la Convention-cadre pour la lutte antitabac (CC LAT) de l'OMS, ratifiée par la France en 2004. Elle a donc force de traité international : interdictions à respecter ; mentions obligatoires à porter sur les paquets.
Le second volet, c'est le débat initié à New-York à l'occasion, tout récemment, de la convention de l'OMS sur les maladies non transmissibles.

Point très important : dans les maladies cardio-vasculaires et les cancers, il existe un facteur de risque sur lequel on peut agir dès maintenant : le tabac. Par pression sur les autorités françaises, nous devrions les convaincre que notre pays doit avoir un rôle de leader dans ce domaine.

On objecte l'importance économique de ce secteur d'activité. C'est aux industriels de se reconvertir ! On leur en donne le temps. Prenez l'exemple des sports mécaniques. Il y a une dizaine d'années, ils dépendaient complètement des cigarettiers , et l'on nous prédisait sa mort si l'on touchait à cet équilibre. On a malgré tout fini par interdire la publicité pour le tabac sur les circuits… et rien ne s'est produit. Aujourd'hui, les écuries de course sont soutenues par les pétroliers ou les fabricants d'ordinateurs et personne ne s'en plaint. Pour faciliter leur reconversion, la Ligue est prête à un dialogue constructif avec les industriels.

Nous sommes tous concernés. Il nous faut arrêter le massacre ! Six millions de morts par an dans le monde.

La planète serait-elle en train de perdre sa bataille contre le tabac ? Depuis 2005, les ventes de cigarettes ne baissent plus.

N'est-ce pas une raison de plus pour se mobiliser à l'échelle mondiale et pour suivre l'exemple des États-Unis qui font ce qu'il faut pour sortir du tabac ?

La consommation augmente.

La grande crainte des spécialistes, c'est le retour en arrière. Dans nombre de pays, l'élan impulsé en 2005 par l'adoption de la Convention-cadre pour la lutte antitabac au sein de l'OMS*, semble s'essouffler. La consommation stagne ou repart à la hausse ; la mortalité ne régresse plus.
Un rapport récent de l'American Cancer Society (ACS) montre que le nombre de cancers du poumon pourrait doubler d'ici à 2030, sur l'ensemble de la planète, si aucune mesure énergique n'est prise.

L'allongement de la durée de la vie, l'exposition à certains polluants industriels peuvent avoir un rôle aussi, mais le vrai coupable est ailleurs. On sait en effet depuis longtemps que ce type de tumeur est imputable, dans 85 % des cas, au tabac.

La cigarette est la cause d'un décès d'adulte sur dix. Et pas seulement par cancer, puisqu'elle est sur la sellette dans d'autres pathologies, comme les pathologies cardiaques ou respiratoires. Le cas de la France est édifiant. Depuis six ans, les ventes de tabac et de cigarettes ne diminuent plus. Elles sont même reparties à la hausse en 2010, avec une forte progression chez les femmes et chez les jeunes.
L'offensive contre la loi Évin a été vive. Entre 1991 et 1997, puis de 2003 à 2004, on serre la vis en matière de prix et de réglementation : la consommation baisse. Au contraire, entre 1998 et 2002, puis à nouveau à partir de 2005, on relâche la pression et la machine à tuer repart !

Le tabagisme lié au cancer de la vessie des femmes.
Les femmes en première ligne.

D'après une sérieuse étude publiée dans « The American Medical Association » en août dernier, le tabagisme est responsable de la moitié des cancers de la vessie chez les femmes, soit une proportion égale à celle des hommes et plus élevée qu'estimée précédemment. Ce risque plus élevé chez les femmes, comparé au milieu et à la fin des années 1990, pourrait expliquer pourquoi le taux de cancer de la vessie n'a pas diminué durant cette période aux États-Unis. Ce lien plus fort entre tabagisme et cancer de la vessie pourrait peut-être aussi indiquer un changement dans la composition des cigarettes au cours des années…

La vulnérabilité du consommateur français vis-à-vis des manœuvres des industriels du tabac, comme sa capacité à « replonger » dès que l'État baisse sa garde, remonte à plusieurs siècles. Historiquement, on ne considérait pas le tabac comme un produit dangereux. Quand il a été introduit chez nous par Jean NICOT*, il passait pour un stimulant et même pour un produit d'hygiène.

Après 1968, les femmes ont brûlé leur soutien-gorge. Malheureusement, elles ont gardé le briquet ! La cigarette était alors un symbole de libération. Elles le paient d'une multiplication par

quatre du nombre de cancers du poumon ces quinze dernières années. Même tableau chez les jeunes et dans d'autres catégories de la population, comme les chômeurs ou les prisonniers.
Beaucoup de gens pensent que ce n'est pas si grave. Cette information ridicule est loin d'être l'apanage des milieux populaires : on connaît des gens âgés de 45-50 ans, d'une éducation parfaitement informée des méfaits du tabac, qui se vantent de fumer des « cigarettes 100 % tabac (genre cigarillo), donc beaucoup moins nocives ! ». Une naïveté aussi confondante qui fait sourire plus d'un épidémiologiste à l'OMS. En effet, même dépourvue de papier, une cigarette « pur tabac » fait respirer à son utilisateur des poisons dont plusieurs sont cancérigènes !

Les ruses du marketing.

Cette méconnaissance arrange naturellement les industriels. Eux-mêmes surfent sur l'argument de la liberté (« Tout individu a bien le droit de s'intoxiquer si c'est son choix ! »), mais surtout sur la multiplication de produits « festifs » ou réputés « moins dangereux » pour séduire de nouvelles couches de la population. D'où les mises en garde des associations contre les cigarettes parfumées au chocolat ou à la fraise. Elles font fureurs à la sortie des lycées avec leurs noms « cool » comme Pink Elephant ou Black Devil. Entre 12 et 15 ans, 14 % des jeunes ont déjà essayé ces produits aromatisés désormais interdits (circulaire publiée au JO en date du 3 août 2011).
Ces articles « sympas » contiennent pourtant du tabac, mais surtout ils créent une habitude et un début d'addiction. Naturellement, les ruses marketing des fabricants ne s'arrêtent pas là. Depuis quelques décennies, on a vu apparaître sur le marché les cigarettes-filtre, les light (« légères »), les mild (« douces »), les cool (« fraîches »), tout aussi dangereuses que les autres ! Quant aux campagnes de prévention autour du thème des « fumeurs passifs » (ces victimes involontaires au nombre d'un millier représentent environ 150 décès par cancer du poumon), les services contentieux des industriels du tabac prétendent s'en exonérer avec cet argument cavalier : « Vous n'avez qu'à ouvrir les fenêtres pour aérer ».

Autre faille qu'ont tenté d'exploiter depuis deux ans les industriels : la découverte d'un gène qui favoriserait l'apparition d'un cancer du poumon chez certaines personnes. Ils ont sauté sur l'argument, en faisant valoir que si ces fumeurs développaient une tumeur, on ne pouvait pas accuser la cigarette, mais seulement leur patrimoine génétique.
Argument fallacieux, naturellement : le fait que ces individus aient une faiblesse génétique vis-à-vis d'un certain risque n'exonère en rien ceux qui les exposent au risque en question !
L'argument de la liberté sert aussi beaucoup au lobby des cafés-restaurants, allié aux fabricants de cigarettes dans la très actuelle « bataille des terrasses ». On s'est félicité de la relative discipline avec laquelle cette corporation a éradiqué la cigarette des salles fermées, mais la guerre est loin d'être gagnée, dans la mesure où les contrôles sont rares et les amendes pas forcément dissuasives. Un restaurateur du 17ème arrondissement de Paris a écopé d'une amende de 350 euros parce qu'il avait fermé le rabat plastique de sa terrasse, à la demande d'un client frileux. Malheureusement pour lui, un agent « scrupuleux » passait par là... : « mon problème c'est le soir ; je fais restaurant-bar et la moitié de ma clientèle fume, s'excuse-t-il. La terrasse est vite remplie et les gens ont tendance à déborder à l'intérieur, surtout quand le temps fraîchit. ».

L'hiver prochain, il compte fermer sa terrasse, mais pratiquer une ouverture dans le toit, ce qui reste légal.

La guerre aux mégots.

Le tabac ne pollue pas seulement les poumons ; il s'attaque aussi à l'environnement et à la beauté des jardins et des paysages. Des études récentes montrent qu'un mégot de cigarette a une durée de vie supérieure à cinq ans. Quand il s'invite sur une plage ou dans une forêt, c'est donc pour longtemps.

La guerre anti-mégots trouve aussi un écho chez les pompiers, dans la mesure où ils portent une lourde responsabilité dans les incendies de forêts. Et même jusqu'aux gendarmes et policiers, au nom de la sécurité routière. Une étude tendrait à prouver que 5 % des accidents de la route seraient imputables au tabac. Après tout, prendre le temps d'allumer une cigarette distrait tout autant un conducteur que de pianoter sur son portable. Les compagnies d'assurance, dans la foulée, pourraient se pencher sur la question. C'est que, là aussi, il y a sans doute bien des morts à éviter...

Les avis de quelques personnalités sur les solutions pour en finir avec le tabac.

La lutte contre le tabac est désormais globale. Il faut agir sur tous les fronts à la fois : information, taxation, interdictions. Alors nous aurons une chance de l'emporter.

Xavier Bertrand, ministre du Travail, de l'Emploi, de la Santé.

Le mieux, c'est encore de ne pas commencer.

Après avoir été ministre du gouvernement Villepin, de 2005 à 2007, il est ministre du gouvernement Fillon depuis l'an dernier. Autant dire qu'il a souvent eu à s'attaquer au problème du tabac. Auteur, en 2006, du décret Bertrand sur l'interdiction de fumer dans les lieux publics, il s'est opposé, ces derniers mois, à toute baisse du prix des amendes infligées aux contrevenants de la loi Évin et a annoncé la préparation de nouvelles mesures concernant l'interdiction de vente aux mineurs et la prohibition des cigarettes aromatisées.

Aujourd'hui, l'interdiction de fumer dans les lieux publics est entrée dans les habitudes. Il faut poursuivre le combat. Tous les acteurs de cette lutte doivent être mobilisés. La police et la gendarmerie doivent faire appliquer la réglementation.
Les associations doivent apporter leur concours. Une mission parlementaire a commencé ses travaux qui devraient être terminés en janvier 2012.

Le ministre ajoute : « Notre ambition n'est pas de contraindre les fumeurs à arrêter, mais de les inciter à changer leurs comportements. L'interdiction totale favoriserait le développement d'un marché parallèle et ne règlerait pas le problème. Il faut davantage aider tous ceux qui souhaitent arrêter ; c'est pourquoi, ajoute le ministre Bertrand, j'ai notamment décidé de multiplier par trois, à hauteur de 150 euros, le forfait annuel pour aider les femmes enceintes à décrocher et ce dès les prochains mois. Et puis, le mieux c'est encore de ne pas commencer : nous avons renforcé la prévention auprès des jeunes dans le cadre du Plan cancer. Nous avons aussi interdit les « cigarettes bonbons » et la vente aux moins de 18 ans. ».

Nicola Roxon, ministre de la Santé et du Vieillissement dans le gouvernement travailliste au pouvoir en Australie depuis novembre 2007.

« **Fumer ne doit plus être glamour !** »

De par sa formation juridique et politique, elle se trouve au cœur de la bataille mondiale contre le tabac depuis qu'elle a fait voter en juillet dernier la loi sur l'emballage neutre des paquets de cigarettes. Toute cigarette vendue en Australie doit désormais être emballée dans un paquet de couleur olivâtre, quelle que soit sa marque. Seul le nom de la marque peut figurer sur le paquet. La taille des avertissements de santé publique passe de 30 % de la surface du paquet à 75 %.
« L'Australie est résolue à faire baisser la mortalité et la morbidité liées au tabac. Nous ne voulons plus que les industriels se servent de leurs emballages pour recruter de nouveaux fumeurs, et notamment des jeunes. Nous souhaitons que les paquets de cigarettes soient désormais un rappel brutal des dégâts terribles que ce produit occasionne à la santé des populations. À partir de maintenant, il devient illégal de vendre, d'acheter, de produire tout produit contenant du tabac autrement qu'avec un emballage neutre. L'amende maximale, en cas de non respect de la loi, sera de 220 000 dollars pour un individu et de 1,1 million de dollars pour une entreprise. Le texte rentrera en vigueur le 1er janvier 2012. Personne ne se sentira plus fier de sortir son paquet de cigarettes devant quelqu'un puisque son emballage sera terne et dépourvu de tout attrait. Fumer, désormais, n'aura plus rien de glamour en Australie. ».

Jacqui Drope, directrice pour le contrôle du tabagisme à l'American Cancer Society.

Informer ne suffit pas, il faut aussi une dose de contrainte.

Basée à Washington, elle suit l'évolution de la consommation de cigarettes sur le continent africain et dans le Tiers-Monde. Aux États-Unis, aux interdictions déjà anciennes, de fumer dans les lieux publics, s'ajoute depuis quelques années une prohibition du tabac dans les voitures des particuliers où se trouvent des enfants. Cette prohibition touche certains états et certaines grandes villes. Le 22 juin 2010 est entrée en vigueur la première loi fédérale antitabac, avec interdiction de vente aux moins de 18 ans et celle de parrainer les événements sportifs ou culturels.

Aux États-Unis et ailleurs, les premières mesures il y a plusieurs années, les mesures prises pour éradiquer la consommation de tabac consistaient à tenter de modifier le comportement individuel des fumeurs (dans les campagnes, en entreprises ou à l'école). Comme toujours, on donnait aux gens des informations sur les risques encourus et on leur proposait des méthodes pour s'arrêter de fumer. Avec le recul, il faut reconnaître que cela ne suffit pas. On ne peut pas faire l'économie d'une dose de contrainte, dans la mesure où seule l'adoption de lois interdisant de fumer dans certains lieux donne des résultats immédiats et mesurables. On sait aussi, désormais, que les augmentations du prix du tabac ont un effet réel, à condition d'être importantes et renouvelées. D'après plusieurs enquêtes, une hausse du prix du paquet de 10 % entraîne une baisse de consommation dc 4 % en Occident et de 8 % dans le Tiers-Monde. Enfin, les études les plus récentes insistent sur l'importance de l'environnement social et humain du fumeur. C'est toute sa communauté (famille, amis, collègues) qui doit l'aider à respecter toutes les nouvelles interdictions et, finalement, à cesser de fumer.

Michael Bloomberg, maire de la ville de New-York.

Les mesures les plus efficaces sont d'ordre fiscal.

Un vrai pionnier dans la lutte antitabac. Il a fait passer récemment l'interdiction de la cigarette après les bars et les restaurants, dans les parcs et sur les plages de la ville. En outre, les taxes ont été relevées et sont passées de 1,11 dollars par paquet en 2000 à 4,35 dollars aujourd'hui. En 2007 a été lancée « l'initiative Bloomberg », un programme qui va jusqu'en 2013 et permet de financer de nombreuses opérations de formation et d'information dans 52 pays, autour de thèmes comme la protection des fumeurs passifs, les méthodes de sevrage, le respect des lois sur l'interdiction des publicités favorables au tabac. Il faut compter avec les pertes humaines et les souffrances que le tabagisme engendre, mais aussi de son coût pour l'économie. Les mesures les plus directement efficaces sont d'ordre fiscal : en relevant fortement les taxes sur le tabac, on réduit les coûts de sa consommation, notamment chez les jeunes, et l'on dégage des sommes précieuses pour renforcer les actions de prévention des maladies non transmissibles.

La Ligue contre le cancer

Le projet associatif

Il a été approuvé par l'Assemblée générale ordinaire de la Ligue le 24 juin 2011.
Son but est de lutter contre le cancer et toutes ses conséquences, parce que le cancer est un problème de société.
Trois mots : missions, forces, valeurs.

Les missions

Elles engagent la Ligue sur tous les fronts :
- La recherche scientifique et médicale ;
- L'action pour les malades et leurs proches ;
- L'information des publics, la prévention et la promotion des dépistages ;
- La mobilisation de la société contre le cancer.

Les forces

- Les « Ligueurs » : des centaines de milliers de membres, des milliers de bénévoles, et les équipes de salariés, tous unis pour la réalisation des missions ;

• Un maillage sur tout le territoire au plus proche des malades et une présence dans les structures de soins ;
• Une fédération de plus de 100 Comités départementaux.

Les valeurs

Il s'agit d'une association :
• Apolitique, non confessionnelle, indépendante de tout pouvoir politique ou économique ;
• Caritative, dépendant essentiellement de la générosité des donateurs et testateurs à qui elle assure respect et transparence ;
• Qui milite pour la solidarité dans le respect de l'intégrité, de la liberté et de la dignité des personnes ;
• Qui œuvre, avec l'excellence comme impératif, pour soutenir et promouvoir tout ce qui peut accélérer la guérison et alléger les souffrances des malades avec la triple exigence de l'éthique, de l'innovation et de l'efficacité ;
• Qui recherche la coopération nationale et internationale afin d'optimiser ses actions de lutte.

Les chiffres qui tuent

• 31 % des Français adultes fument (contre 21 % en Grande Bretagne et 13 % en Californie).
• Nombre annuel de décès imputables au tabac en France (toutes maladies confondues) : 60 000. Dans le monde : 6 millions.
• Le tabac est à l'origine de 85 % des cancers du poumon.
• Un ouvrier a trois fois plus de risques de mourir d'un cancer du poumon qu'un cadre.
• Nouveaux cas de cancers du poumon diagnostiqués en France en un an : 30 651 ; nombre de décès par cancer du poumon : 26 624 (chiffres de 2005).
• En 2010, 49,6 % des chômeurs français fumaient.
• 30 % des Françaises adultes fument quotidiennement.
• Le nombre de Françaises atteintes d'un cancer du poumon a été multiplié par quatre ces quinze dernières années.

• Coût social du tabac en France (dépenses de santé, coût des campagnes de prévention, perte de revenus, etc.: de l'ordre de 3 % du PIB, soit 47,7 milliards d'euros par an.

Une autre façon de penser les soins. Les soins du support

Les soins dits de support assurent la meilleure qualité de vie possible aux patients sur les plans physique, psychologique et social, en prenant en compte la diversité de leurs besoins.

L'objectif est de diminuer les conséquences de la maladie et des traitements.

La prise en charge ne peut se limiter au traitement de la seule maladie, le patient étant confronté à tant de répercussions : douleurs, fatigue, troubles alimentaires, problèmes psychologiques, familiaux, sociaux...

Il est tout aussi important que les patients puissent se sentir bien dans leur corps et dans leur esprit.

Dans les années 80, l'ouverture des premières structures antidouleur et de soins palliatifs dans les centres de lutte contre le cancer a été l'occasion d'engager une réflexion sur l'approche globale des patients. Comment mieux accompagner les patients et leurs proches et leur assurer ainsi une meilleure qualité de vie ? En 1998, les États généraux des malades du cancer vont impulser une nouvelle manière de penser les soins et les soutiens aux malades tout au long de la maladie. Ce plan insiste sur la nécessité d'accroître les possibilités pour les patients de bénéficier de soins de support, en particulier la prise en compte de la douleur et le soutien psychologique et social.

Plus tard, en 2005, un texte stipulait que tous les patients atteints d'un cancer doivent, quel que soit leur lieu de prise en charge, y compris au domicile, avoir accès aux soins de support.

Ces soins correspondent tout simplement à une coordination qui doit mobiliser des compétences et organiser leur mise à disposition pour le patient et ses proches. Enfin, l'association francophone pour les soins oncologiques* de support (l'AFSOS), société savante créée en 2008, promeut la mise en œuvre et la connaissance des soins oncologiques de support auprès de tous les professionnels de santé.

Un accompagnement global et personnalisé

En effet, la prise de conscience de la diversité des besoins des patients va accélérer la prise en charge des symptômes et des complications (somatiques, psychologiques, sociales), à toutes les phases des maladies graves.
Face à la chirurgie, la radiothérapie et la chimiothérapie, l'accompagnement doit être global et personnalisé. Les soins de support s'inscrivent dans l'esprit des soins continus pour permettre une prise en charge multidisciplinaire de la personne malade de façon ininterrompue et cohérente.

Les enjeux sont d'améliorer l'évaluation et l'analyse des besoins, c'est-à-dire la prise en compte globale de la personne malade. Et de renforcer, d'organiser la pluridisciplinarité, les collaborations entre professionnels.

Un dispositif pour humaniser l'annonce

Chaque année, 360 000 cancers sont diagnostiqués en France. L'annonce de cette maladie constitue toujours un drame pour le patient. Pour mieux encadrer ce moment douloureux, un dispositif d'annonce a été mis en place.

Nous-même avons déjà été interrogé sur cette grave question qui tente de répondre à l'interrogation suivante :
« Comment annoncer à son patient un pronostic grave ? »

La découverte d'un signe important dont le praticien est certain de la nature maligne sur le plan clinique, confirmée par des examens biologiques (ulcérations diverses, lésions cancéreuses ou du Sida en particulier) pose un problème de responsabilité et d'éthique.

Trois éventualités s'offrent à notre conscience : dire, se taire ou mentir.

D'abord il y a le patient qui sait plus ou moins parce qu'il se sera déjà informé auprès d'un ou deux praticiens qui lui auront dit les choses plus crûment, mais qui souhaite avoir un autre avis qui le raccrocherait peut-être à l'espoir d'une erreur de diagnostic des précédents. Le patient, déjà informé, peut refuser d'admettre l'évidence, l'inéluctable.

D'autres fois, c'est le patient qui ne veut rien savoir. Pour étayer cette thèse, je citerai deux exemples parmi bien d'autres : celui du Professeur Georges Mathé, alors Directeur de l'Institut de Cancérologie de Villejuif, qui déclarait en 1976, au cours d'un entretien « qu'il ne voudrait pas, surtout pas, qu'on le prévienne s'il était atteint d'une affection fatale et, bien sûr, qu'il ne fallait à aucun prix tenir au courant les malades condamnés ».

L'autre exemple concerne l'un de mes anciens étudiants qui, alors qu'il partait en remplacement en province, avait découvert chez un de ses patients une lésion suspecte évoquant fortement une lésion du Sida. Mais le patient l'avait au préalable prévenu qu'il souhaitait ne rien savoir, parce que, dans le cas contraire, « il allait s'écrouler ».

Vient alors le cas le plus difficile : le patient ne sait rien, ne demande rien et porte une lésion que lui-même ignore, car elle est le plus souvent indolore ; il rentre dans la catégorie de ceux qu doivent subir un protocole contraignant, pour aboutir à la confirmation du diagnostic, et d'un traitement souvent lourd.

Alors que faire ?

Il n'y a pas de solution universelle : chacun agit avec son caractère, sa sensibilité propre, ses convictions morales, éthiques, religieuses, sans omettre la connaissance qu'il a de son patient avec qui se sont nouées parfois des relations affectives et les règles déontologiques.

D'autres cas, extrêmes ceux-là fort heureusement : Faut-il trahir le secret en mettant au courant un membre de la famille, s'en laver les mains, en « refilant » à un autre l'information que petit à petit il s'efforcera, par des arguments détournés, de faire comprendre au patient concerné.

Ou faut-il avoir une attitude lâche, rester dans le flou, dans le silence et attendre qu'une complication survienne pour que le patient en soit informé par un autre : hypocrisie, fourberie, jamais ! Et le temps perdu dont le patient fera les frais ! Nous voilà en plein examen de conscience qui fait évoquer le vieux débat entre la charité et la vérité. Si la vérité n'est pas toujours bonne à dire, le mensonge est-il préférable ? Quel choix face à la vérité ? Il n'appartient pas en propre au seul praticien qui n'est que le dépositaire de cette seule vérité. Il appartient avant tout au malade et il ne peut en être disposé sans son consentement, sans son aveu. C'est à lui qu'incombe le soin de décider s'il veut ou refuse de savoir.

Il faut tout faire pour amener le patient à écouter les explications fournies, à admettre cette vérité, puisqu'en la refusant il s'expose à des complications multiples et graves. Il faut du temps, parler avec son cœur et ne pas laisser s'échapper toute révélation brutale, dénuée de toute humanité.
Dans notre spécialité médicale, celle de l'odonto-stomatologie, nous devons arriver à convaincre le patient qui se confie à nous. Cela est moins difficile parce que nous nous adressons à quelqu'un qui vient consulter sur ses deux jambes, qui marche comme vous et moi, dont les facultés intellectuelles sont ou semblent intactes, qui travaille la plupart du temps et qui vit dans un monde dans lequel il évolue tout naturellement dans un système basé sur l'image qu'il a de lui-même, saine et invulnérable.
Et voilà que nous lui révélerons qu'il présente dans la bouche une petite lésion qui ne le gêne pas trop, dont il ne connaît peut-être même pas l'existence, mais que nous lui conseillons de pratiquer divers examens, de nous permettre de lui en faire un prélèvement (surtout éviter le mot biopsie, terme à connotation suspecte, maligne) dont nous aurons le résultat dans plusieurs jours. Ne créons-nous pas autour de ce patient un nouvel univers, une position de faiblesse, de dépendance qui pourra se traduire par plusieurs manifestations principales ?

La première, bien connue des psychiatres, est un phénomène de régression : l'individu se replie sur lui-même, en cherchant la force

de lutter contre la maladie. C'est un retour à un stade de développement affectif et mental.
C'est le moment où le patient se rend compte qu'il rentre dans un nouveau monde, un autre univers. Là, le rôle du soignant est primordial, car il devra trouver d'autres voies d'expression pour les besoins affectifs de son patient.

La deuxième manifestation est la dépression. Elle est pratiquement inévitable, avec la perte de l'illusion d'invulnérabilité qui réveille bien des angoisses.
En pareil cas, il faudra avoir recours à une aide, à un moyen comme la psychothérapie. Il faut que le praticien et le psychothérapeute travaillent ensemble en apportant deux soutiens complémentaires. Dans cette situation, cette attitude accommodante aboutira le plus souvent à une acceptation de la maladie.

Ou bien, autre attitude qui sera agressive, revendi-catrice, mais qui devra être comprise et même stimulée, car parfois c'est le seul moyen pour le malade de « sauver la face » et d'accepter des soins. Il s'agit là d'une réaction salvatrice de capacité à faire face à la maladie.

À l'opposé, on peut retrouver le refus de la maladie, souvent inconscient, qui conduit l'intéressé à mettre un terme à l'impact de toute addiction, surtout au tabac et à l'alcool. Devant un tel comportement, le praticien devra éviter tout affrontement brutal qui n'aura pour effet que de braquer le malade et de compromettre ainsi la relation de soins entre les deux parties. Le risque majeur, dans certains cas, est la rechute, voire même, la réaction suicidaire.

Le malade peut encore rejeter sur d'autres la cause de ses malheurs, les soins donnés n'étant pas adaptés à son cas. Cette attitude se retrouvera en particulier dans la situation des cancers buccaux dont les interventions chirurgicales nécessaires dépassent parfois les zones buccales proprement dites pour toucher certaines zones faciales, portant atteinte au visage.
La relation praticien-patient, lors de l'annonce d'un diagnostic grave, se heurte aux limites d'une simple relation de soins. Les deux personnages en effet seront confrontés à une opposition complexe à résoudre dans le calme et la compréhension.

C'est là qu'intervient toute la puissance de la parole, car il faut savoir quoi dire à nos patients, quand le dire, et comment le dire.
La tendance actuelle, pas toujours observée, est de mettre en œuvre une psychothérapie de soutien dans la recherche de l'équilibre du patient. Il ne s'agit pas de psychiatrie, je le répète, mais de psychothérapie. Ainsi, le patient se laissera aller à parler librement avec ce non-médecin, à qui il dira certaines choses souvent enfouies dans des aspects intimes, très personnels.
Il n'existe pas de règle miracle dans l'annonce d'un mauvais diagnostic. Deux êtres ont en mains la conscience humaine et professionnelle de chacun qui devra servir de balises à un chemin difficile, scabreux certes, mais tellement riche de satisfactions lors des améliorations de la santé d'un homme souvent en perdition.

Réflexions du Pr. David Khayat

Professeur des Universités - Chef du service d'oncologie médicale - Hôpital de la Salpêtrière

Tout d'abord il est important de comprendre que derrière la maladie il y a un malade !
Avec ses forces mais aussi avec ses faiblesses, ses fragilités, ses incertitudes et, se poser la question pour un praticien, qu'il soit chirurgien-dentiste ou médecin, de savoir comment ne pas blesser cet homme ou cette femme par les mots qui sont prononcés, tout autant qu'il convient de ne pas blesser les chairs par les actes qui sont pratiqués, c'est tenir compte de ces deux éléments, en donnant autant d'importance à l'une qu'à l'autre qui, encore une fois, honore la pratique de nos métiers.

En réalité, il n'y a pas de réponse à cette question ou en tout cas, pas de réponse formelle.
Il me semble impossible de déterminer une typologie spécifique des différentes attitudes possibles car le champ des possibles, dans cette situation, est infini. Il est aussi grand que peuvent être grandes les diversités, les différences entre tous les êtres humains. Certains capables d'accueillir la mort avec sérénité, d'autres refusant d'en envisager même la seule perspective. Il n'y a pas de mot tabou, il n'y a pas de geste tabou. Il y a simplement l'envie de faire bien, l'envie de se préoccuper de l'autre et surtout de rentrer dans cette relation avec

ce malade particulier, dans le cadre de ce qu'il est convenu d'appeler le « colloque singulier » entre le médecin et son malade, sans aucune idée préconçue, sans aucune recette préétablie.

Il faut savoir écouter et, au-delà même des mots, écouter tout ce que le malade nous dit, souvent dans une communication non verbale, les gestes, les regards, savoir à quel point le malade se sent concerné par l'importance de ce qui se produit devant lui. On peut le sentir devant ces patients qui viennent habillés tout de neuf ou extrêmement apprêtés, voire l'inquiétude qui parfois est telle qu'elle peut presque se toucher, se sentir et comprendre la peur, comprendre l'angoisse et comprendre parfois le désespoir.

Rentrer dans cet instant sans aucune idée préconçue, sans aucune recette mais être prêt à toutes les attitudes pour peu qu'elles soient respectueuses de l'homme ou de la femme qui vient chercher auprès de ceux qui portent le savoir, le diagnostic et le traitement dont ils ont besoin.

Le droit à la vérité n'est pas un droit monolithique, ce n'est pas non plus un droit isolé. En effet, il n'y a pas une vérité mais « de » la vérité. Il y a à donner à chaque patient autant de vérité que celui-ci souhaite en avoir. La meilleure façon de faire est sans doute de donner de la vérité petit bout par petit bout, dans une discussion qui essaye en permanence d'être respectueuse et cordiale, pour aller vers autant de vérité que le malade, à cet instant précis de sa vie, de son histoire, dans ce moment difficile où il pressent que des choses pénibles vont lui être annoncées.

Il n'est pas non plus un droit unique. À côté du droit à la vérité, il existe un droit à l'espoir et c'est pour cela, qu'au moment de l'annonce du diagnostic, il faut toujours savoir expliquer les raisons d'espérer, savoir donner de l'espoir car il n'y a plus aujourd'hui de maladie qui ne se traite. Certes, toutes ne guérissent pas, mais toutes se soignent.

Dans toutes les situations médicales liées au cancer, il existe aujourd'hui la possibilité de prolonger, parfois de façon extrêmement significative, parfois avec une excellente qualité de vie, l'existence de ces malades. Il s'agit de le leur faire comprendre, de leur donner des raisons d'espérer. D'espérer guérir quand cela est possible, d'espérer vivre plus longtemps sinon, d'espérer quand la vie arrive à son terme,

que la fin se fera dans les meilleures conditions de respect et d'humanité, sans douleurs, mais il y aura toujours quelque chose qui justifiera, de la part du malade, une forme d'espoir.
Ne jamais détruire l'espoir, ne jamais fermer la porte à l'espoir, c'est comme cela que l'on peut envisager d'adoucir le poids et le choc de ces moments de partage de vérité.
L'humilité est certainement, dans ces moments-là, l'une des vertus les plus importantes de la part du médecin ; il « sait » certes, et, fort de ce savoir médical, il peut se croire plus puissant que le malade à qui il va, dans quelques instants, asséner cette vérité.
En réalité, ce praticien n'existe que parce que des malades lui font confiance, parce que des malades estiment son savoir et sa pratique et c'est parce qu'il est estimé, parce qu'il doit chercher à être estimable, qu'il doit avancer dans cet instant avec humilité et avec respect pour l'autre, pour cet autre affaibli qui en sait moins, qui en sait peu, qui a peur, souvent de façon justifiée, mais qui n'en reste pas moins un être humain à part entière à équivalence de droit, à équivalence de respect.

CANCER ET ALCOOL

L'alcool est responsable d'un décès sur onze, c'est-à-dire d'environ 45.000 décès par an. Des études montrent que plus d'un décès par cancer sur 9 est directement attribuable à l'alcool. Ce risque de cancer dépend de la dose et non pas du type d'alcool consommé.

La consommation d'alcool est depuis longtemps très élevée en France par rapport aux autres pays. Depuis 1950 cependant, cette consommation a baissé en France et augmenté dans la plupart des pays, ce qui fait qu'aujourd'hui la consommation de la France n'est plus aussi anormalement élevée par rapport aux autres pays développés.

Pas besoin d'être ivre pour en mourir

La plupart du temps, l'abus d'alcool est associé à l'ivresse. Or, ce n'est pas l'ivresse qui crée la dépendance. C'est au contraire une trop grande tolérance, individuelle et sociale, à l'alcool. Même si, au départ, un verre de vin grise plus qu'une cigarette, son potentiel addictif est plutôt moins élevé que celui du tabac. Mais le piège de l'addiction dont on estime que 10 % des Français environ sont aujourd'hui victimes, réside aussi dans le poids de nos habitudes sociales et culturelles.

Pour justifier sa consommation, le buveur excessif invoque d'ailleurs souvent son goût du terroir, de la fête, de la convivialité. Or, c'est justement cette tendance à « bien supporter » l'alcool qui est dangereuse, car elle signifie que le verre de vin ou le doigt de whisky, qui procuraient tant de plaisir au début, sont devenus inopérants. Il faut alors augmenter les doses pour ressentir l'effet psychotrope. Voilà comment la dépendance s'installe, sans même qu'on en ait conscience, avec, à long terme, des effets dévastateurs sur la santé. Outre les nombreuses pathologies (cardiovasculaires, du système nerveux, psychiques, etc.) qu'il génère, l'alcool a un effet cancérigène direct sur les muqueuses, bouche, gorge, appareil digestif, avec lesquelles il est en contact en priorité.

En moyenne, les risques de cancers de la bouche et de la gorge sont multipliés par deux chez un grand buveur, ceux de l'œsophage par trois… C'est aussi un véritable poison pour le foie, dont il détruit les cellules, entraînant des cirrhoses qui évoluent parfois en cancer. Le risque est encore accru par son association au tabac. Par rapport aux abstinents, les grands buveurs, qui sont aussi de grands fumeurs, multiplient les risques par 40.

Seulement voilà : alors que plus de 40.000 personnes meurent chaque année victimes de leur alcoolisme, dont 10.000 par cancer, on est encore trop nombreux à croire que l'on meurt davantage d'un accident de la route provoqué par une ivresse que d'une consommation régulière de plus de quatre verres par jour.

Peut-on donc boire de l'alcool sans tomber dans la dépendance ?

Malgré de nombreuses recherches, on n'explique pas pourquoi la plupart des gens qui apprécient un verre de temps en temps n'en deviennent jamais dépendants alors que d'autres sont incapables de réguler leur consom-mation. Mais on sait que cinq millions de Français sont en difficulté avec l'alcool. Ces excès surviennent parfois à la défaveur d'une crise existentielle, tel un deuil. Dans ce cas, la surconsommation peut être ponctuelle. Mais il y a aussi des personnes qui entrent dans un processus infernal.
Dans un premier temps, elles boivent trop, puis essaient de contrôler la situation pour finalement perdre le contrôle et sombrer dans une véritable alcoolo-dépendance. Il faut donc faire attention aux prétendues vertus (cardio-vasculaires ou autres) de l'alcool !
« Le vin, c'est bon pour la santé », « boire protège mon cœur »…, ces arguments abusivement employés par le lobby alcoolier ne s'applique, et encore avec modération !, qu'aux personnes présentant un risque cardiovasculaire.

En réalité, consommer de l'alcool ne présente aucun intérêt pour la santé de la plupart d'entre nous.

Si l'on veut éviter le cancer, le plus sûr est encore de ne jamais en boire, ou alors réserver sa consommation à trinquer une fois lors d'une fête familiale, sans plus.

Autrement, on considère qu'au-dessus de trois verres par jour pour les hommes et deux pour les femmes, le risque est réel. C'est la dose à ne pas dépasser.

Quelques chiffres

Plusieurs études de cohortes ont suivi des populations d'alcooliques et comparé leur devenir à celui de la population générale. D'autres études ont suivi des populations identifiées et étudié le risque de cancer en fonction de la consommation de boissons alcoolisées.
Parmi les plus importantes, on peut citer l'étude de « l'American Cancer Society » ayant suivi 490.000 personnes pendant 9 ans et l'étude de 12.000 médecins anglais suivis pendant 14 ans. À partir des résultats de ces enquêtes et connaissant les pourcentages de buveurs et les statistiques de mortalité dans une population, on peut mesurer les conséquences de l'alcoolisme sur la mortalité et notamment sur la mortalité par cancer dans cette population.

En France, au total en 1995, l'alcool a été responsable de 45.000 décès : 38.000 chez l'homme et 7.000 chez la femme. La fraction des décès attribuables à l'alcool atteint 27 % entre 45 et 65 ans chez les hommes et 9 % chez les femmes. Ceci montre qu'en France l'alcoolisme a un effet plus important sur la mortalité prématurée que sur la mortalité dans la population âgée. La part de l'alcool dans la mortalité féminine est, en 1995, peu importante. Ceci est la conséquence de la moins grande consommation d'alcool de la population féminine.

Les décès dans les populations hommes-femmes sont, en gros, dans les mêmes proportions.

Discussion et remarques

Pour calculer la fraction des décès attribués à l'alcool en 1995, la proportion de buveurs dans la population de 1974 a été utilisée. En réalité, la mortalité de 1995 est la conséquence de l'alcoolisme des années 1940 à 1980. La consommation ayant baissé entre 1950 et 1980, il est possible que l'utilisation des données de consommation de 1974 conduise à sous-estimer les effets de l'alcool.

Un certain nombre de maladies sont liées à la fois à l'alcool et au tabac, mais l'estimation du nombre de décès attribuables à l'alcool peut se faire indépendamment de l'estimation des effets du tabagisme.

Nous avons utilisé les risques attribuables à l'alcool que nous avions calculés dans une étude antérieure. Chacun de ces risques considéré séparément est discutable. Cependant, le résultat important est l'ordre de grandeur de l'effet de l'alcool par sexe et par âge.

Une urgence : la prévention

L'alcool est responsable aujourd'hui en France de près d'un décès sur 11 (un décès masculin sur 7 et un décès féminin sur 33). Dans la population de 45 à 64 ans, plus d'un décès sur 4 est attribuable à l'alcool chez les hommes et plus d'un sur 10 chez les femmes.

Le bilan qui vient d'être présenté souligne l'importance de la prévention de l'alcoolisme et l'urgence de convaincre l'ensemble de la population française de réduire sa consommation de 1 à 2 verres de vin par jour en moyenne, sans dépasser 3 verres. Si la consommation d'alcool continue à diminuer, la réduction de mortalité par cirrhose et cancers de la bouche, du pharynx, du larynx et de l'œsophage, commencée dans les années soixante-dix, se poursuivra.

CANCER ET DROGUE - Drogues illicites

La drogue. Pr. Jean Bernard

« Une substance, la dopamine, est le chef d'orchestre de la toxicomanie. Ce que recherche le consommateur de drogue, c'est l'euphorie. Or, les drogues augmentent la production de la dopamine, cet euphorisant.

Les problèmes psychologiques vont souvent de pair avec l'abus de drogues : cocaïne, amphétamines, nicotine, alcool. Aussi, ont rétorqué certains médecins, s'il existe un système dopaminergique inhérent à l'être humain, on peut considérer que la totalité des toxicomanes sont esclaves des aléas de la vie moderne. De ce fait, ce mécanisme aurait été détourné de sa fonction originelle. Voici comment s'opacifie, se complique un problème d'éthique. Le médecin devient alors sociologue. Analysons le fonctionnement de ce processus.
Les neurones des toxicomanes sont assaillis par des taux anormalement élevés de dopamine.

Après l'euphorie vient la dépendance qui pousse à l'absorption toujours plus excessive. Et s'ensuit la dépression. Cinquante neurotransmetteurs, ou un peu plus, dont la dopamine, associés aux sensations de plaisir et d'allégresse. Comment fonctionne la dopamine lorsqu'elle a été libérée dans la synapse, cet espace entre les terminaisons et les cellules réceptrices ? Elle se lie à ces récepteurs sur le neurone suivant.
Ensuite, soit cette substance est rapidement réabsorbée, soit elle est dégradée par un enzyme. Par exemple, un fumeur stimule la production de dopamine. Les amphétamines dopent cette substance et la cocaïne en bloque l'absorption.
Dans tous les cas, la biochimie de l'accoutumance est en place. À partir d'une telle analyse, les produits de substitution semblent bien sûr adéquats, sous réserve que la neurochimie sache qu'il ne faut pas résumer la toxicomanie à l'action d'une seule molécule. Car l'être humain est une merveilleuse usine complexe. ».

Les drogues illicites : un danger croissant.

Sur le cannabis, la communauté scientifique est partagée. Il existe moins d'études sur les effets de cette drogue illicite dont l'usage, moins répandu, semble également plus passager. Ce sont en effet en majorité des jeunes qui recherchent dans le cannabis un plaisir interdit.

On a longtemps dit qu'il ne créait pas d'addiction comparable à celle de l'héroïne, de la cocaïne ou même du tabac. Reste que des cas de dépendance ont été relevés chez des consommateurs réguliers, en majorité des 15-24 ans. Or, selon l'Observatoire français des drogues et dépendances, 1,2 million de personnes en fumeraient régulièrement, dont 550 000 quotidiennement.

De plus en plus de chercheurs expriment leur inquiétude. Les dangers d'une consommation régulière sont donc réels. D'abord parce que le cannabis se fume le plus souvent mélangé à du tabac, et ses effets sur la santé s'ajoutent à ceux de ce dernier. Ensuite parce qu'il est reconnu que la fumée de cannabis contient des substances cancérigènes et augmente donc les risques du cancer de la gorge et du poumon.

INFECTION LIÉE AU VIH ET AU SIDA

Introduction

Maladie infectieuse, virale, transmissible par tous les liquides biologiques humains, essentiellement par voie sexuelle et sanguine, l'infection au Virus de l'Immuno-déficience Humaine (VIH) mortelle en l'absence de traitement, mais « totalement évitable », s'est étendue peu à peu, géographiquement et chronologiquement, à l'ensemble de notre planète. Pourquoi ?

Cette pathologie a plus d'un quart de siècle... et nous pouvons dire aujourd'hui qu'elle a constitué un véritable bouleversement de la médecine de la fin du XXème siècle : connaissance fondamentale, diagnostic, traitement, prise en charge, prévention... un bouleversement de la société tout entière.

Trente ans après le début de l'épidémie, où en sommes-nous ?
Des progrès considérables et rapides ont été réalisés dans la connaissance du virus (VIH) et dans le traitement de la maladie, dans la connaissance de sa transmission, dans le diagnostic biologique, mais faute d'un vaccin préventif, l'épidémie n'a pas pu être stoppée et s'est étendue à tous les continents, à toutes les populations, avec les difficultés majeures d'accès aux soins, aux traitements, à l'information et la prévention, passant d'une prise en charge individuelle à la prise en charge de populations entières. Pathologie touchant initialement des groupes à risques ciblés, homosexuels masculins, toxicomanes intraveineux, la maladie s'est étendue peu à peu aux personnes faisant commerce du sexe et leurs clients, pour atteindre finalement les populations générales hétéro-sexuelles.
Au cours de ce phénomène, les populations de plus en plus démunies ont été infectées, ajoutant à la précarité de leur situation cette pathologie aux conséquences redoutables, notamment dans les pays à faibles revenus, tandis que, dans les pays à revenus élevés, après une période de stabilité de l'épidémie, les nouvelles infections ont augmenté, chez les hommes ayant des relations sexuelles avec des hommes (HSH) et les toxicomanes intraveineux (Intraveinous Drug Users : IDU).

Le cadre des professionnels de santé, le cadre des nations sont largement dépassés. De très volumineux rapports ont été écrits encore récemment sur le sujet : rapport ONUSIDA (2008, 2010) sur la situation mondiale et le rapport du Pr. Yeni (2010), sur la situation en France. Ils sont destinés aux professionnels concernés et font le point sur les différents aspects de l'épidémie. Nous en transcrirons les éléments essentiels. Cependant, si les connaissances ont fait de gigantesques progrès, certains aspects de cette pathologie restent délicats et ne sont pas sans conséquences sur les développements à venir. La gestion au quotidien de patients en France ou dans le monde présente bien des difficultés. Les témoignages d'une religieuse en Afrique et celui d'une femme médecin généraliste à Paris, nous permettront de comprendre la réalité du terrain.

Quelle est la problématique actuelle de l'infection à VIH, devenue une pathologie chronique, mondiale, nécessitant un traitement à vie ? Quelles sont les réponses apportées par les outils diagnostiques, thérapeutiques dont nous disposons aujourd'hui, par les années d'expérience que nous avons de la maladie ? Quels sont les engagements des instances nationales et internationales ?
Les espoirs de voir « la riposte au VIH » venir à bout de l'épidémie sont les objectifs de Michel SIDEBE, Directeur exécutif de l'ONUSIDA. Dans le rapport ONUSIDA 2011, publié en Novembre et intitulé « Atteindre l'objectif Zéro », il propose « la vision d'un monde affranchi de toute nouvelle infection à VIH, de toute discrimination et de tout décès lié au sida ».

POURQUOI L'ÉPIDÉMIE S'EST-ELLE ÉTENDUE À L'ENSEMBLE DE LA PLANÈTE ?

Lorsqu'il apparaît, le VIH est un virus nouveau et totalement inconnu de nos défenses immunitaires. L'ensemble de la population de la planète pouvait donc être infectée. Nous ne disposions d'aucun moyen de prévention massive, ni de traitement efficace. L'impossibilité de mettre au point un vaccin préventif spécifique et de l'appliquer « universellement », l'inefficacité des traitements antiviraux disponibles alors et la grande transmissibilité du virus sont à l'origine de l'extension de l'épidémie. Le virus, présent dans l'organisme des personnes infectées, ne tue pas immédiatement, mais lentement. Les personnes infectées le transmettent toute leur vie, qu'elles soient « apparemment » malades ou non.

La connaissance des voies de transmission sexuelle et sanguine a été fondamentale, puisqu'elle a permis l'élaboration de toute la stratégie de prévention.

La mise au point, très rapide, de nouveaux traitements antirétroviraux (ARV), actifs sur la multiplication virale, a permis de ralentir considérablement l'évolution mortelle de la maladie et de diminuer la transmissibilité de l'infection, mais les ARV ne détruisent pas le virus dans l'organisme infecté.
Cela n'a pas suffi.

Où en sommes-nous aujourd'hui ?

Après une phase d'extension puis de stabilisation, l'augmentation des nouvelles infections met en évidence les limites des dispositifs de prévention : épuisement des ressources humaines et matérielles ? Lassitude face aux contraintes, aux exigences de la maladie ? Découragement face à l'impossibilité de venir à bout de cette pathologie ? Encouragement à avoir des comportements à risques en raison des résultats thérapeutiques ? Défi face aux risques ? Déni de la maladie ? La survie des patients traités et la recrudescence des nouvelles infections ont porté à un chiffre impressionnant le nombre de personnes vivant avec le VIH. Aussi, prévention et traitement restent-ils, encore aujourd'hui, les deux piliers de la maîtrise de l'épidémie, mais à condition que le dépistage de l'infection soit précoce et que l'instauration du traitement le soit aussi. Le retard de l'un ou l'autre constitue une perte de chance pour le patient.

LES BOULEVERSEMENTS DE LA MÉDECINE ET DE LA SOCIÉTÉ TOUT ENTIÈRE

L'infection par le VIH a constitué un grand boulever-sement dans la Médecine de la fin du XXème siècle.

La découverte et l'application large des antibiotiques, les vaccinations massives avaient laissé entrevoir, dans les années 80, la possibilité de mettre un terme aux maladies infectieuses transmissibles. L'apparition de ce nouveau virus, et notre impossibilité à en maîtriser l'épidémie, semble avoir constitué un échec de la Médecine. Ne devrions-nous pas, avec un peu de recul, considérer la vitesse à laquelle nous avons répondu en recherches fondamentales : connaissance du virus, sa génétique, son diagnostic, essais de vaccins, mise au point de traitements, mobilisation pour la prise en charge des patients…

Tous les acteurs et tous les outils dont nous disposions ont été mobilisés autour de cette pathologie… l'outil informatique a participé grandement à l'exploitation des données scientifiques, statistiques… Mais, l'extension de l'épidémie, la réflexion sur la maladie et la mort, les problèmes de société face à la sexualité, le partage des moyens économiques, de chaque pays jusqu'à l'échelle de la planète, ressurgissent. Ne font-ils pas supporter à la Médecine plus qu'elle ne devrait ?
C'est, sans doute, le hiatus entre la facilité, la rapidité (la fulgurance !) d'obtention de la connaissance de cette pathologie, grâce aux outils actuels et la difficulté, la lenteur à contenir l'épidémie qui s'étendait comme une onde de choc dans le temps et l'espace, qui nous plonge dans le désarroi !

TRENTE ANS APRÈS, OÙ EN SOMMES-NOUS ? QUELS SONT LES CHIFFRES ACTUELS DE L'ÉPIDÉMIE ?

L'ONUSIDA rapporte, au niveau mondial, en 2010, 34 millions de personnes vivant avec le VIH/Sida. Ce chiffre, en hausse par rapport aux projections, est « lié au meilleur accès aux traitements ». Ainsi, « les gens vivent plus longtemps et les décès dus au sida chutent ».
La mortalité liée au VIH/sida est de 1,8 millions, en recul par rapport au chiffre de 2,2 millions en 2005. Elle place cette pathologie au 3ème rang des « principales causes de décès dans le monde », dans les pays à faibles revenus et au 6ème rang mondial.
Selon ce rapport, « l'épidémie mondiale se stabilise mais à un niveau inacceptable ».

« En 2009, on estimait à 2,6 millions le nombre de personnes nouvellement infectées par le VIH. L'estimation du nombre d'enfants vivant avec le VIH avait augmenté de 2,5 millions. La proportion des femmes séropositives était restée stable, à un peu moins de 52 % du nombre total de personnes vivant avec le VIH. Avec elles se pose le problème de la transmission mère-enfant lors de la grossesse et de l'allaitement.

Tous les continents sont touchés ; cependant, **l'Afrique sub-saharienne** supporte encore une part démesurée du poids de l'épidémie mondiale avec 67 % des personnes vivant avec le VIH, soit 22,5 millions. On continue d'y enregistrer la majeure partie des nouvelles infections et le nombre de personnes décédées de maladies liées au sida est estimé à 1,3 millions, soit 72 % du nombre total de décès imputables à l'épidémie. 12 millions d'enfants de moins de 18 ans sont orphelins.

En dehors de l'Afrique, tous les pays de tous les continents sont touchés. Cependant, la situation mondiale est tout à fait hétérogène d'un pays à l'autre : **l'ampleur de l'épidémie** est différente ; **l'importance des groupes à risques** diffère, ce qui dicte une attitude adaptée pour la prévention et le suivi des populations.

Tous les âges sont touchés : les nouveau-nés ; les enfants, qui, avançant en âge, quittent la pédiatrie pour rejoindre les services d'adultes, ces jeunes qui sont les adultes de demain ; les patients plus âgés ayant survécu grâce aux traitements. Chaque âge pose ses problèmes spécifiques de prise en charge, ce qui nécessite prévention et adaptation permanentes.

Le contexte législatif et social est également différent d'un pays à l'autre. Ceci peut rendre difficile (marginalisation), voire impossible (exclusion), l'accès aux soins de personnes appartenant à des groupes à risques stigmatisés. Les données transmises au titre de statistiques peuvent alors être difficiles à interpréter, et fausser l'orientation des actions à mettre en place. »

QUELLE EST LA SITUATION EN FRANCE ?

Il y a, en France, en 2010, 150 000 personnes infectées par le VIH.

« Les voies de contamination sont hétérosexuelles dans 60 % des cas, homosexuelles dans 37 % des cas, liées à l'usage de drogues intraveineuses dans 2 % des cas. L'incidence est de 1 % chez les HSH : c'est la population dans laquelle le nombre de nouvelles infections est le plus élevé, lié au multi-partenariat ». Les 7 à 8 000 nouvelles contaminations annuelles, témoins de la recrudescence de la transmission, confirment les prises de risques, décelées au travers de la surveillance des infections sexuellement transmises (IST), elles aussi en augmentation : Syphilis, Gonococcie, Lympho Granulome Vénérien…
Enfin, on estime que 70 % des contaminations sexuelles par le VIH sont provoquées par des personnes qui ne connaissent pas leur statut sérologique : 50 000 personnes sont infectées et l'ignorent, ce qui pose la question de la prévention et de l'impact de l'information.

Le traitement antirétroviral (ARV) des personnes infectées constitue le deuxième volet de contrôle de l'épidémie et nous disposons, à ce jour, de six familles d'ARV. Cependant, en considérant « le pourcentage de patients traités parmi les patients suivis, on estime que 57 % des patients infectés sont traités à l'heure actuelle : taux insuffisant pour contrôler l'épidémie ».
En synthèse, en France, il faut repenser les stratégies en œuvre et la communication sur la prévention de l'infection à VIH, ce qui exige une volonté politique forte !

Sur le terrain, au quotidien, comment se passent les choses ?

Le témoignage d'une religieuse, responsable d'un dispensaire en Afrique, est sans appel : « les moyens n'arrivent pas là où se trouvent les malades ».

Le témoignage d'une femme, médecin généraliste à Paris, nous éclaire bien différemment.
« Que de chemin… alors que cette épidémie va atteindre 30 ans !

Au début, hécatombe médicale, psychologique, socio-logique et économique (communauté gay, excessivement éduquée, toujours prête à fraire la vraie fête, aimant les belles choses, musique, peinture, voyages…). J'ai sûrement « entraperçu » au minimum 1 000 patients durant ces décennies. L'un d'eux m'a récemment avoué : « jamais je n'aurais imaginé arriver à l'âge de la retraite ».

Les premiers traitements, ont contribué à quelques rémissions. Rappelons qu'au début de l'épidémie, les patients ont été sous monothérapie par l'azidothymidine* (AZT), puis sous bi-thérapie après l'apparition des traitements de deuxième, troisième génération.

La tri-thérapie et l'apparition des antiprotéases* ont transformé l'évolution de la maladie (1996). Il faut assurer un suivi régulier, 3 à 4 fois par an, de la tolérance médicamenteuse, de l'efficacité, avec maintien de la charge virale inférieure à 20 copies/ml, avec changement de traitement, au moindre doute.

La durée du traitement est, actuellement, à vie avec une surveillance ciblée sur chaque molécule, plus une surveillance plus générale, non seulement immunitaire mais aussi métabolique : lipidique, glucidique, cardio-vasculaire en raison des complications sûrement liées aux traitements, à l'infection chronique par le VIH et au vieillissement des patients.

En matière d'épidémiologie, on peut dire que la recrudescence des infections est stable, mais il n'y a plus aucune campagne de prévention (HIV, IST) depuis deux ans. La meilleure preuve est la recrudescence des syphilis, chlamydias et même des infections à gonocoques, sans parler des lympho-granulomes vénériens (LGV) et autres maladies transmissibles, amibiases, lambliases, shigelloses et hépatite C.

Actuellement, un patient peut parfaitement être suivi en ville en cabinet médical, avec un bon laboratoire de ville (délai moyen d'obtention des résultats en ville : 48 h., à l'Hôpital : 15 jours ; délai de rendez-vous de 6 à 8 semaines, actuellement, dans un certain Centre Hospitalier et Universitaire (CHU)… !). Dans les laboratoires spécialisés de ville et les Centres de Dépistage Anonymes et Gratuits (CDAG), le délai d'obtention des résultats des tests rapides est d'une demi-journée, parfois une heure (test rapide, toujours à confirmer par un western-blot*, bien sûr).

Les facteurs de succès de la prise en charge des patients sont :

- Observer la plus grande qualité de l'accueil des patients, dès la première consultation ;
- Être à l'écoute de leur angoisse, sans jamais mentir ;
- Ne les juger en aucune façon ;
- Ne poser aucune question sur leur vie privée et encore moins donner des leçons de morale (ce qui existe toujours… sic) ;
- Des traitements efficaces existent et éviteraient la « bascule » dans la maladie : les patients ne sont pas malades (au sens cartésien du terme), mais porteurs d'une infection chronique, qui, un jour, dans un délai souvent très long (plusieurs années voire décennies), pourra peut-être évoluer en maladie (sida). L'important est, pour le médecin, de détecter la possibilité de cette « bascule » et d'intervenir, sans précipitation, pour traiter au moment opportun (ni trop tôt, ni trop tard) ;
- Préparer longtemps à l'avance la possibilité de ce traitement et trouver le rythme des prises adapté à la vie personnelle, au travail, aux loisirs, aux voyages…
- Leur expliquer l'importance de la régularité du traitement, en simplifiant au maximum le nombre de prises et le nombre de « cachets » ;
- Dès le début du traitement, leur montrer les premiers résultats obtenus, donc l'efficacité de leurs efforts (surtout l'élimination de la charge virale en 3 mois environ) ;
- Suivant le souhait du patient, avoir un réseau de correspondants compétents, qui va de la diététicienne au psychologue, éventuellement un psychiatre, un proctologue, un cardiologue, un gastro-entérologue (en cas de co-infection), un correspondant hospitalier (Hôpital de jour), en cas de problème, un bon radiologue, sans oublier un endocrinologue (hypothyroïdie, diabète) et, pour les femmes, un bon gynécologue.
- Chercher des projets d'avenir - quand c'est possible - et faire très attention à l'image de leur corps (de toute façon, ils le feront à votre place !).
- Ne pas être dans le déni.

En résumé, les respecter totalement.

QUELLE EST LA PROBLÉMATIQUE ACTUELLE ?

La problématique actuelle est la persistance de l'épidémie avec 34 millions de personnes vivant avec le VIH dans le monde et la recherche de moyens pour l'éradiquer. Le nombre de personnes vivant avec le VIH est lié tout à la fois à l'efficacité des traitements anti rétroviraux (survie des malades traités, diminution du nombre de décès liés au sida) et à l'augmentation des nouvelles infections. Les traitements sont un succès ; la prévention, un échec. Pourquoi ?

La connaissance de la maladie, de sa transmission, de la prévention, de son traitement existe.
Les moyens de diagnostic, de prévention et de traitement existent.
Quelles sont les barrières à leur mise en œuvre ?

En Europe, l'information et l'éducation des jeunes est insuffisante ; en France, le dépistage est insuffisant et tardif. La prévention constitue donc l'élément essentiel pour la régression des nouvelles infections.

La prévention

Elle repose sur trois axes : les changements de comportement, le dépistage et les traitements anti-rétroviraux (TARV).

Les changements de comportements dans les relations sexuelles concernent les jeunes et les moins jeunes, dans **leur responsabilité personnelle**. Il s'agit de :

- Retarder l'âge des premiers rapports sexuels ;
- Utiliser des préservatifs pour éviter tout contact avec les liquides biologiques entre partenaires et d'en respecter le mode d'utilisation ;
- Éviter d'avoir des partenaires multiples ;
- Connaître et suivre dans le temps son statut sérologique pour le VIH ;
- Reconnaître son appartenance à un « groupe à risques » : HSH, IDU, professionnels du sexe ou leurs clients, et employer les moyens de protection adaptés réputés efficaces, dont le matériel d'injection intraveineuse stérile et à usage unique pour les IDU ;
- Éviter l'association des facteurs de risque ;

- Se rappeler les risques du « tourisme sexuel ».
La prévention doit être forte chez les femmes en âge de procréer, *a fortiori*, lors d'une grossesse ou lors du projet parental d'un couple séropositif ou séro-différent, afin de préserver la vie de la future mère.
La prévention de la transmission materno-fœtale doit aussi être un objectif essentiel pour éviter l'infection de l'enfant à naître. Rappelons que l'adaptation pédiatrique des TARV est difficile et que, sans traitement, les enfants ne peuvent survivre au-delà de deux ans.
Enfin, d'autres démarches ont été proposées pour réduire le risque de contamination, comme la circoncision médicale volontaire, la mise sous traitement anti rétro viral (TARV) précoce.

Le dépistage

En France, de nouvelles mesures ont été mises en place en 2010 et marquent un tournant dans la politique de dépistage. Le plan VIH/IST 2010-2014, axé sur la surveillance et la prévention de l'infection à VIH et autres maladies sexuellement transmises (Syphilis, Gonocoque, lympho-granulomes vénériens,...), préconise un dépistage communautaire, d'une part, et un dépistage ciblé, répété « autant que nécessaire » en fonction des situations, d'autre part. Il propose un suivi régulier des sujets à risques et intègre les médecins généralistes au dispositif.

Le but est de faire le diagnostic de l'infection, le plus précocement possible, pour traiter les patients et éviter qu'ils n'évoluent vers le stade sida de la maladie.
L'ignorance du statut immunitaire est une cause importante de transmission de nouvelles infections.
L'utilisation de tests rapides d'orientation diagnostique peut apporter une situation à ce problème.

Les traitements anti-rétroviraux (TARV)

« Ils ont évité 2,5 millions de décès liés au sida dans le monde. Les augmentations les plus marquées de la couverture par les TARV sont survenues en Afrique sub-saharienne. ».

Les TARV améliorent la qualité de vie des malades, réduisent le nombre de décès liés au sida et diminuent le risque de transmission, en réduisant la « charge virale » des personnes infectées. Ils ne dispensent pas de l'observation des précautions de préventions mentionnées plus haut.
Pour être efficaces, ils doivent être instaurés précocement, ce qui implique la détection précoce de l'infection. Le dépistage prend, ici, toute sa place.
Ils sont prescrits à vie et nécessitent une surveillance médicale et virologique régulière.

Ainsi, la combinaison d'options préventives à l'accès aux traitements font et feront baisser le **taux des nouvelles infections**, rapidement, ce qui est l'effet recherché. Malheureusement, les baisses initiales sont souvent suivies de stabilisation, dues à l'augmentation des comportements à risques. Le maintien des mesures de prévention est donc indispensable. Le recours au dépistage est essentiel.

PERSPECTIVES

Les programmes mis en place dans différents pays doivent cibler les populations à risques et mettre à leur disposition les moyens de protection adaptés (préservatifs, matériel d'injection intraveineuse stérile, à usage unique,...). Ils doivent « investir » dans les jeunes et accéder à leur implication active, leur prise de responsabilité, dans la « riposte » au VIH à tous les niveaux de sociétés : famille, communautés, région, monde...

Sur le plan mondial, l'ONUSIDA, à travers son directeur exécutif, Michel SIDEBE, lance le défi de « zéro nouvelle infection, zéro discrimination, zéro décès lié au sida » auquel s'ajoute « zéro enfant né avec le VIH ». Il s'agit de donner de l'espoir par le succès des mesures mises en place ayant infléchi le nombre de décès liés au sida, mais surtout de mobiliser l'ensemble des nations pour donner une « riposte plus rapide, plus intelligente, plus efficace » à l'infection par le VIH, dont l'épidémie n'est pas contrôlée, 30 ans après son appartion.

L'ensemble des forces vives de chaque pays, les jeunes qui sont nés depuis le début de l'épidémie et n'en soupçonnent peut-être pas la gravité, les acteurs d'expériences communautaires réussies, les décideurs, les politiques, tous sont appelés à mettre en œuvre les dispositions adaptées à leur environnement pour le succès de la « riposte », à innover pour en trouver d'autres.
De quels moyens disposera l'ONUSIDA pour financer ses programmes ?

Quelles seront les conséquences de la « crise économique mondiale » sur ces financements ?
Responsabilité individuelle, communautaire, partage de valeurs humaines, matérielles sont mis à l'épreuve, face à cette épidémie.
… Et si une petite mouche nous livrait, à l'avenir, le secret de l'immunité anti-infectieuse ???

Cette première partie a été écrite avec l'aimable collaboration de Mme le Docteur Christine BERLIE, chef du service de micro-biologie, Centre hospitalier intercommunal Alençon-Mamers (61000)

MAIS, REVENONS A L'EPOQUE DES ANNEES PASSEES. D'AUTRES REFLEXIONS MERITENT EN EFFET D'ETRE RAPPORTEES :

Ainsi, le **Dossier Médical Personnel**, premier maillon de la chaîne qui conduira, avec les documents qui y figureront, à la connaissance du patient dans diverses circonstances.

Je définirai brièvement ici cette réalisation comme une auto-anamnèse conduite par le patient lui-même, présentée sous la forme d'un recueil d'informations essentielles pour un médecin confronté à un patient inconnu en urgence, ou découvrant un patient séropositif de passage dans sa ville, ou lors d'une première consultation. Il s'agit ici de restaurer l'autonomie (voyages) et les activités professionnelles, mais aussi de pallier les délais parfois très longs de transmission des dossiers d'un service à l'autre, d'un hôpital à un autre, etc.

Couple et sida : Il s'agit d'une étude menée par un groupe de patients réunissant des couples mixtes : non pas hétéro ou homosexuels, mais séropositif/séronégatif.
Son but était :
- de tenter de répondre à la question de savoir ce qui se passe dans un couple lorsque surgit le sida. Que fait le sida à l'amour que se portent deux êtres (non pas spécifiquement à leur relation sexuelle, mais bien à leur relation affective) ;
- de recenser et d'explorer les domaines de souffrance et de détresses auxquels ils se trouvent confrontés, afin d'élaborer, ou de tenter d'élaborer, dans une seconde étape à venir, des schémas d'aide et de soutien pour ces couples souvent avec enfant.

Pour nous qui nous sommes engagés pleinement il y a quelques années à l'Hôpital Saint-Antoine dans une association, Solidarité Plus, c'était pour apporter notre contribution, notre aide, notre expérience et notre compétence professionnelle, bref : notre travail, dans un bénévolat absolu, afin d'aider les autres, plutôt qu'une association où l'on trouve directement aide et assistance : ce qui nous a unis à Solidarité Plus, c'est la certitude que l'on s'aide soi-même puissamment en se portant au secours et à l'aide d'autrui.

Cependant, cela nous amenait à une activité tournée vers tous les souffrants et non pas les seuls séropositifs. Notre activité quotidienne nous démontrait que lutter pour le sida, c'est d'abord et nécessairement lutter pour le progrès de la Santé Publique.

Parce que le sida aggrave tout, qu'il diminue, obère, alourdit ce qui, dans notre système de Santé Publique, marchait bien, et, bien entendu, qu'il envenime systématiquement tous les déséquilibres, tous les dysfonctionnements, toutes les insuffisances de moyens, de personnels, matériels, techniques et financiers de la Santé Publique, quand il n'en révèle pas cruellement les lacunes hier encore insoupçonnées.
C'est parce que le sida se vit dans l'urgence, dans la vie de ceux qui en sont atteints, et dans l'urgence médicale, qu'il a fallu répondre sur le champ, au coup par coup, à d'incroyables télescopages de drames

individuels et d'impuissances collectives qui ont signé cruellement les premières années de l'épidémie.

C'est dans la mesure même où nous sommes capables de relever ce défi sans précédent que le sida est bien une de ces grandes épreuves qui jalonnent l'histoire immémoriale de l'humanité, qui les a tour à tour surmontées : le sida est l'une de ces épreuves que l'on ne sort que par le haut, en nous élevant au-dessus de nous-mêmes, individuellement et collectivement, en cherchant, en créant, en travaillant, en inventant l'impossible, comme on invente un trésor, parce que c'est cela aussi la recherche scientifique et le progrès humain.
Et c'est en ce sens que le sida est pour nous un espoir et un avenir de progrès qui s'annonce. Si nous nous montrons à la hauteur de l'épreuve, le sida est un espoir.

Voilà qui peut choquer et troubler, quand on sait, comme nous le savons tous, que le sida promet et tient de douleurs, de chagrins, de déchéances et de morts passés et à venir, puisque hélas, à ce jour, le sida tue inexorablement ceux qui en sont atteints même si quelques progrès diffèrent la triste échéance.

Si je parle d'espoir et de sida, c'est parce que cet espoir, beaucoup de patients le portaient en eux, l'emportaient avec eux partout où ils allaient : les survies étaient de quelques années grâce à l'AZT et le DDI, seuls médicaments à disposition à l'époque : cet espoir n'avait rien d'insensé.
C'était un espoir concret, sensible, tangible, qui était l'œuvre et le fruit non du hasard, mais de la vigilance, du savoir et du dévouement de ces femmes et de ces hommes admirables qu'étaient, et que sont encore les médecins du sida.
Ils assurent encore à tant d'autres que nous croisons dans la rue sans les voir, contre tout pronostic pessimiste, de longues années d'autonomie, d'une capacité d'actions et de projets, et d'un formidable goût à vivre et à combattre.

Et à la Médecine, car nous vaincrons le sida, ils assureront un univers entier de savoir nouveau, de techniques et de capacités insoupçonnées aujourd'hui, qui, loin de ne concerner que cette seule pathologie pour aussi formidable qu'elle soit, ouvrira à l'avenir de la médecine, dans tous les domaines, des réussites à la mesure des extraordinaires complexités qui restent encore à résoudre, et dont ces femmes et ces hommes là, pourvu qu'on leur en accorde enfin les moyens et tous les moyens qui leur manquent encore à présent, trouveront la clé.

L'homme a toujours été le vainqueur dans de tels combats, même si il y a mis plus de temps qu'il ne pensait.

Si nous nous montrons à la hauteur, tous ceux qui ont décelé dans l'épidémie de sida toute l'étendue des menaces qu'elle fait peser sur toute l'humanité, des peuples entiers seront touchés, peut-être disparaîtront. Ils vous diront que la solidarité née du seul sentiment de danger n'y suffira pas. J'entends par là cette sorte de solidarité, de contrainte qui nous saisit face au péril. Le fait est que, par sa nature même, le sida montre le chemin d'une solidarité nécessaire.
Mais cette solidarité là n'y suffirait pas. Face au sida, les extraordinaires difficultés de la prévention le démontrent, une stratégie de défense est inefficace. C'est à une stratégie de conquête qu'il faut enfin recourir, et cela commence par une véritable volonté politique de lutte contre le sida, qui seule peut enfin mobiliser tous les moyens de la Recherche Scientifique, de la Médecine, de la Santé Publique, mais aussi d'une opinion publique dont on voit bien, à la suite de plusieurs études, qu'elle n'attend que cela pour se solidariser contre ce fléau.
Ce fléau qui, au-delà du destin des malades, menace nos équilibres sociaux, notre économie, notre démographie et, bien sûr, nos libertés tant il est vrai que ce virus est aussi liberticide.

C'est bien pourquoi nous devons systématiquement nous détourner de toutes les propositions qui, ici ou là, sous le couvert d'explications technocratiques ou financières, ont proposé de traiter à part, de mettre le sida à part, de l'isoler et de l'enfermer à part de la Santé Publique.

Et c'est pourquoi, aussi, nous nous sommes toujours opposés à une déclaration des droits des séropositifs dont nous attendons qu'on nous explique pourquoi, et au nom de quoi, ces mêmes droits que l'on exigerait à juste titre pour les séropositifs, on les refuserait aux cancéreux ou aux victimes de l'hépatite C...

Les chercheurs travaillent assidûment et tous les espoirs nous sont justement permis. Quelques résultats sont encourageants. Le drame africain, véritable holocauste, a été évité. Mais ce n'est pas tout.
La seule excuse du sida réside aussi dans notre capacité individuelle et collective à retourner ce fléau contre lui-même, à faire de ce mal une arme de progrès, un instrument, un instrument au service du Bien Public, à puiser dans le maelstrom infernal de cette maladie qui est toutes les maladies, toutes les exclusions, toutes les hontes, les abus, les discriminations et les désespoirs, les ressources nouvelles d'une médecine à rebâtir, d'une Santé Publique à repenser, d'une société à refonder sur les forces d'espoir, de dignité et de solidarité qui lui font aujourd'hui si gravement défaut.

La solidarité est une vertu qui nous engage dans ces combats, si l'on comprend bien que nous ne demandons pas plus de solidarité pour les malades du sida et leurs proches : la solidarité ne se commande pas, ne se décrète pas, face à l'épidémie de sida, sauf à se réduire à une activité purement incantatoire et à quelques gestes officiels, qui seraient pure gesticulation faute d'être fondés sur une véritable politique de lutte contre le sida qui, après trente ans d'épidémie, tarde encore à venir.

Ce sont des idées que je développais lors de ma Présidence de l'Académie Nationale de Chirurgie-Dentaire en 1993 et nous faisaient croire déjà à l'Espérance.

LA VIE

Vivre, vivre encore, vivre toujours, alors marcher vers l'immortalité ? L'immortalité, ce n'est qu'un mot qui ne veut rien dire puisque la définition de la vie n'est précisément donnée que par la mort. La vie, qui est en même temps la mortalité, n'est pas le contraire de la mort. Une vie sans mort, une vie qui ne s'arrêterait pas, ce ne serait plus la vie. On ne vivrait pas. On serait et en même temps on ne serait pas, puisqu'on ne disparaîtrait pas. C'est leur fragilité et leur caractère périssable qui donnent, aux choses et aux hommes, leur valeur.

La vie et la mort sont comme des sœurs jumelles adossées l'une à l'autre. Elles font partie du même cycle mystérieux. La vie, c'est le mouvement : tant que quelque chose bouge, elle vit ! L'immobilité, c'est la mort.

Il m'est difficile, impossible même, de parler de la vie et de la mort des autres avant d'évoquer au préalable celle qui m'a épargné.

Cette fois-là, je me croyais parvenu à mon terme. Dans l'ambulance qui me transportait à Lariboisière, je pensais alors avoir terminé ma tâche. C'était faux, la suite l'a prouvé.

À 69 ans alors, parvenu à la fin de ma carrière et de mes possibilités, j'avais peur de décroître. En même temps, je refusais cette éventualité. La veille encore, j'étais à l'hôpital en plein travail, et je serais brusquement transporté dans ce monde des grands malades que j'allais connaître... Les soignants, dans l'ambulance, parlaient entre eux, très doucement, mais je comprenais à peu près ce qu'ils disaient. Tout ce qui touche à une lésion du crâne est toujours durement ressenti et évoque déjà l'idée de la mort.

Le pire est arrivé. J'espérais à n'avoir à subir qu'une intervention sans conséquence ou bien mourir. C'est l'imprévu qui m'est échu. Le chef de service de neuro-chirurgie, « le grand Patron », après avoir interprété les images du scanner, prévint mon épouse qu'il s'agissait d'un caillot situé dans une région inaccessible et inopérable, le tronc basilaire. Je serais soigné en Neurologie, mais tout pronostic était des plus réservé !

Alors que j'eusse souhaité, comme Freud*, mourir sous le harnais, cette issue me serait refusée. Il me faudrait, comme d'autres, me résigner à vivre diminué cependant que certains croissaient un peu plus tôt que prévu.

C'était trop rapide à mon goût. Ce ne l'est pas toujours aux yeux de ceux qu'atteint la sénilité, voire la décrépitude, ce ne l'est presque jamais aux yeux de ceux qui poussent et nous poussent alentour.

Cette décroissance entraîne la perception et la visualisation de tares physiques, intellectuelles et morales que je pensais pouvoir masquer, plus ou moins habilement et complètement jusqu'à la fin.

Chose curieuse, en même temps que je m'installais dans un coma vigile, ma vie se déroulait en images sous mes yeux : La jeunesse et l'adolescence vécues à la Martinique avec le groupe de « copains » à l'amitié de roc et inébranlable ; le départ pour Paris, la faculté des sciences et les études médicales ponctuées de vacances passées sur place, puisque « fauchés », mais heureux de se retrouver au Jardin du Luxembourg pour se raconter les blagues que chacun distillait à sa manière.

Quel bonheur, bonheur d'époque ! Puisque Paris sortait de la guerre et nous ouvrait les bras avec indulgence et générosité... Puis, ce fut la séparation inévitable, certains ayant fait le choix de repartir au pays, comme moi, d'autres de rester sur place pour chercher du travail ou répondre à quelque conquête féminine avec qui la vie les avait déjà unis.

La suite, vous la connaissez déjà, puisque j'en ai amplement parlé dans mes précédents livres : Le retour à Paris après seize années dans mon île et une nouvelle vie professionnelle axée sur la conduite du service de stomatologie de l'Hôpital Saint-Antoine, d'un exercice en cabinet libéral, d'un exercice en clinique pour les cas chirurgicaux à opérer ; si l'on ajoute l'Académie nationale de Chirurgie Dentaire, dont j'ai été le président en 1993 et le Conseil de l'Ordre, dont j'ai été membre pendant de nombreuses années.

Cette expérience de vivre une seconde d'éternité, nous la faisons lorsque nous vivons des moments intenses où nous éprouvons le sentiment d'accéder à une autre dimension temporelle, tout en gardant notre perception d'être une femme ou un homme dont la vie est inscrite dans une durée bien réelle. Le choc de la beauté, de l'amour, de certains silences, de grandes douleurs, de choix déterminants, de confrontation avec l'infiniment grand ou l'infiniment petit, de prise de conscience aussi, sont autant d'expériences qui nous permettent d'éprouver non pas un temps chronologique sans fin, mais un temps d'une autre qualité qui ne se déroule pas de façon linéaire. Ce sont des moments intenses où le temps semble suspendu, tout semble suspendu, tout en permettant de percevoir le relief de la vie et de ses continuelles surprises.

Nous touchons alors la notion d'éternité et non pas celle d'infini. La différence est fondamentale : l'infini est un temps chronologique qui se prolonge indéfiniment, alors que l'éternité échappe au temps chronologique, c'est un temps d'une autre nature.

À l'Hôpital Lariboisière, je reçus des soins compétents, chaleureux. La science, la volonté des médecins, relayée par la mienne, aboutirent à une guérison presque complète qui m'a laissé vivant, mal en point et mal à l'aise. Je suis, j'aide, j'aime et je gêne.

DEVOIRS ET EXIGENCES

ENVERS LA VIE

Je suis né le 15 mai 1927. À l'âge que j'ai aujourd'hui je me pose la question de savoir d'où je viens, qui je suis réellement, après avoir mené une vie que je qualifierai de normale, plutôt réussie même. Mais encore !…

J'ai été embarqué dans un cycle stéréotypé, celui que suivent des millions d'hommes et qui n'ont pas eu le temps ou la volonté de savoir qui ils étaient. En fait, nous serions jusque là un modèle préfabriqué dont certaines pannes conduiraient à des actions non conformes à ce que pensent la plupart des individus.

Mais, avant d'arriver au temps de l'homme adulte et de la vie, faisons un retour en arrière qui nous permettra de mieux comprendre notre situation, ma situation. Il nous faut remonter bien loin dans le temps.

Une galaxie, c'est-à-dire des dizaines de milliers de systèmes planétaires ; des centaines de milliers de galaxies en mouvement dans l'univers, point minuscule dans le poudroiement des astres, une planète : c'est la Terre, née il y a cinq milliards d'années. Sur cette planète, depuis trois milliards et demi d'années, apparaît la vie. Parmi les formes de vie, un dernier né il y a 600 000 ans : l'homme, qui, pour survivre, connut une longue histoire, semée de vicissitudes, d'instabilité ; puis c'est la lente découverte par l'esprit humain de l'univers et de soi-même.

Divers sentiments s'emparent du cœur de l'homme. Après l'illusion rassurante d'un monde fermé où il se sacre roi de la création, voici l'effroi devant la petitesse, la solitude, la fragilité et l'abandon. Voici le vertige des deux infinis, l'écoute du silence des espaces illimités, l'interrogation sur la pluralité des mondes habités, enfin, la tristesse du néant et du déraisonnable. À ces sentiments faits de contrastes souvent trop appuyés se mêle l'émerveillement, et l'homme chante un hymne à la vie, hélas rythmé par le contre chant de la mort. Dominant toutes les tentations du désespoir, un sentiment de fierté envahit l'esprit qui s'étonne de comprendre l'univers. Et Einstein* de s'exclamer : « La chose la plus incompréhensible dans le monde est que le monde nous soit compréhensible ». Et, pour certains, l'émerveillement se sublime au chant de grâce.

La Science apporte à la pulsion interrogative de l'homme les riches joies de la connaissance. Mais elle n'est pas seulement le savoir, elle est aussi le pouvoir : la science sécrète la puissance.

Elle permet désormais d'organiser rationnellement la planète. Elle ouvre à l'esprit de conquête d'immenses possibilités d'action par la pénétration dans une parcelle du cosmos, et par la maîtrise de certaines formes de vie et bientôt de l'ensemble de toutes ces cellules qui composent l'homme.

Et l'histoire de l'homme s'accélère, menacée par des périls nouveaux qui sont à la mesure des chances.

Dans son discours de réception à l'Académie française le 22 janvier 1981, Madame Marguerite Yourcenar disait : « L'humanité est plus que jamais sentie comme éphémère. Nous accélérons la perte de ce monde animal et végétal. L'avenir est sombre ».

À cette perspective, Jean d'Ormesson, dans sa réponse, réplique par cette phrase :
« La seule chose qui vaille, la seule qui mérite en ce monde l'épithète de divine est la dignité des hommes, fragments de la nature, mais maîtres de leur destin dans le grand flot cosmique qui emporte l'univers ».

L'homme maître de son destin, oui s'il se dresse de sa haute stature.

Ah, nous y voilà. Le temps de l'homme adulte commence.

En novembre 1969, Maurice MAROIS, Professeur à la Faculté de Médecine Saint-Antoine (Université Paris VI), s'était livré devant notre Académie Nationale de Chirurgie dentaire à une sorte de méditation sur le passé et l'avenir de la vie. Il avait évoqué la puissante politique de la vie : persévérer, s'exprimer, conquérir, évoluer. Il avait mis l'accent sur les drames de la vie : la fragilité et les limites d'adaptation des formes supérieures, la pénurie. Et il avait exprimé comme une inquiétude.
Maintenir, transmettre la vie, telle est l'humble leçon du virus, de la bactérie, du ver de terre et du roseau. L'homme, vainqueur de tous ses

ennemis, s'affronte à lui-même désormais. Utilisera-t-il cette suprême acquisition, la liberté, pour la retourner contre la vie dans un dérisoire holocauste ? Quelle pitié ! Alors que la Terre serait encore habitable pour l'homme pendant six milliards d'années avant qu'elle n'achève son destin cosmique. L'homme est né, je le répète, il y a 600 000 ans : il est dans la première enfance de son âge. Il a parcouru la 10 000ème partie de son chemin : un mètre sur dix kilomètres, et déjà il détient le moyen d'interrompre le fil de son destin.

Alors s'impose à notre réflexion le thème de nos « Devoirs envers la vie » et envers nous-mêmes si nous voulons continuer de mériter le beau nom d'homme.

En vérité, la vraie révolution c'est la science : l'enjeu, la vie et l'homme, le but : ouvrir l'avenir. Pour tenter de remplir nos devoirs envers la vie a été fondée il y a une trentaine d'années avec quelques-uns parmi les meilleurs de l'intelligence et de la conscience françaises, une organisation mondiale, « l'Institut de la Vie ». L'institution connaît désormais un singulier destin ; voici qu'elle émerge au grand soleil de l'histoire.

L'appel fut lancé en 1960. Il proposait aux hommes de science de s'unir avec les hommes du plus haut niveau de conscience et d'édifier un Haut Lieu, une institution qui aurait valeur de symbole et qui porterait le nom d' « Institut de la Vie ». Dans ce Haut Lieu, la biologie répondrait à sa vocation de défense de la vie.
Les représentants des autres sciences et de toutes les disciplines, de toutes les manifestations élevées de la pensée pourraient se rassembler afin que la connaissance, la sagesse et l'amour définissent les principes de l'action pour la défense de l'homme. Car tout l'homme est concerné par les découvertes modernes.

Ainsi, les hommes de science ne seraient pas seuls conviés à cet effort de réflexion de l'humanité sur elle-même, toutes les activités de l'esprit humain pourraient participer à cette synthèse créatrice. Il resterait à construire l'institution sur des fondements assez solides pour qu'elle survive à toutes les critiques, à toutes les épreuves et traverse les siècles. Elle devrait bannir tout ce qui divise, rechercher tout ce qui unit, être ouverte à tous les courants de pensée créatrice et de civilisation, sans exclusive. Elle doit être orientée vers la parade de la vie et la défense de l'homme. Aucune ambition ne sera assez haute ; la suprême audace sera le suprême réalisme.

Les symboles n'ont-ils pas une formidable puissance d'appel ?
Il faut que les hommes sachent qu'il existe quelque part sur la Terre un Haut Lieu où la science médite sur elle-même sous le signe : Science sans conscience n'est que ruine de l'âme, des corps et du monde et où s'assemblent les plus grands hommes, les meilleurs fils de l'humanité.

Immédiatement sont venues les réponses en termes d'une grande noblesse :
Albert Schweitzer, Prix Nobel de la Paix.
René Cassin, Prix Nobel de la Paix, qui termine son propos par ces mots : « Qui défendra l'homme si lui-même ne le défend pas ? ».

L'homme fut de tout temps décrié, rabaissé, avili, discrédité par les philosophes et les moralistes. « Une passion inutile », proclame Jean-Paul Sartre. « L'homme est un miracle sans intérêt », disait un autre. Tout cela, vain jeu de l'esprit, boutades blasphématoires. Paroles impies de dilettante, et qu'on se permet quand l'espèce n'est pas en péril. Les détracteurs de l'humain ressemblent à ces gens qui médisent de leur patrie et qui, soudain, parce qu'elle est en danger, éprouvent la force de leur amour pour elle.

Que la menace qui pèse de plus en plus lourdement sur l'homme nous fasse prendre à tous conscience de notre attachement à la famille humaine.

Jean Rostand, de l'Académie française, a apporté son adhésion au projet, de même qu'André Maurois, également de l'Académie française, et qui écrit : « Que sera l'avenir de la science ? L'important est de répéter qu'il dépend de l'humanité. Entre la destruction stupide et la coopération heureuse, elle a encore le choix. Plus longtemps. « Est-il trop tard », demande le héros de Montherlant. Non, il n'est pas trop tard, mais voici la minute de vérité où nous aiguillerons notre science vers la douleur ou le bonheur ».

D'autres illustres personnages ont adhéré à ce projet :

Louis Armand, de l'Académie française et de l'Académie des Sciences Morales et Politiques ; il pense que le problème urgent ce n'est pas tellement la vie au point de vue biologique, c'est la vie au point de vue de ce qui intéresse l'homme, c'est-à-dire de ce qu'il porte de transcendant, qui a besoin d'être protégé contre l'évolution de la biosphère et de la société humaine.

Jacques Rueff, autre Académicien, écrit que le respect de la vie est beaucoup plus affaire d'amour ou de foi, qu'une exigence de la raison raisonnante…, que le devoir de l'homme est de protéger la vie.

Gabriel Marcel, René Poirier, tous deux de l'Académie des Sciences Morales et Politiques, parlent d'éthique commune de la vie. D'autres vont compléter ces adhésions d'une exceptionnelle qualité : Denis Forestier, Président de la Mutuelle Générale de l'Éducation nationale, Pierre Huet, conseiller d'État, François de Clermont-Tonnerre.

En 23 ans, l'Institut de la Vie a réuni plus de 2000 hommes de science de 60 pays, dont 50 Prix Nobel. Son programme de travail comporte alors trois thèmes de travail et de réflexion :

- La science témoin de la grandeur de l'esprit.
- La science bienfaisante.
- Science, puissance et sagesse.

La participation spirituelle de Paul VI a été forte. Le 1er janvier 1977, il écrivait à tous les Chefs d'État de la Terre une lettre intitulée « Si tu veux la paix, défends la vie ».

Après quoi se tint un sommet scientifique et politique, une conférence mondiale de la vie.

Le dernier mot, c'est à un savant français, bienfaiteur de l'humanité, Louis Pasteur, homme de combat et d'espérance : « Je crois invinciblement que la science et la paix triompheront de l'ignorance et de la guerre, que les peuples s'entendront, non pour détruire, mais pour édifier et que l'avenir appartiendra à ceux qui auront le plus fait pour l'humanité souffrante… une loi de paix, de travail, de science ne songe qu'à délivrer l'homme des fléaux qui l'assiègent… Celle-ci met une vie humaine au-dessus de toutes les victoires… La science… se sera efforcée en obéissant à cette loi d'humanité, de reculer les frontières de la vie ».

Tel est l'enseignement de Louis Pasteur. Il éclaire la longue route de l'Institut de la Vie, et la nôtre.

LA MORT

La mort d'autrui est généralement bien supportée lorsque nous avons entretenu avec le défunt des relations normales et que nous avons toujours eu pour lui une certaine estime même si ce sentiment n'a pas été partagé par beaucoup.

Pour le médecin, c'est la même chose, sauf s'il commet l'imprudence de s'attacher à son patient, ou s'il s'agit d'un de ses proches. Beaucoup d'entre nous ne se « blindent » pas suffisamment et leur sensibilité ne fait que croître avec les années, d'autant plus que leur propre fin se rapproche.

Les sentiments religieux ou les dispositions philo-sophiques ne semblent pas déterminer outre mesure les attitudes devant l'échéance fatale, la seule dont nous soyons absolument sûrs.

J'ai déjà évoqué la mort de croyants de toutes religions, d'incroyants divers ; mon admiration s'est toujours portée vers ceux qui conservent alors leur dignité et ne renient pas leur vie entière dans un brusque accès de désarroi et de panique que certains prennent pour un effet de grâce in extremis.

J'ai vu des chrétiens splendides. J'en ai observé de sordides. Grandeur de ces morts acceptées et subies dans la joie de la foi ou de la paix avec soi. Beaucoup demandent de veiller à ce que leur soit épargnée l'humiliation d'une défaillance, d'un renoncement.

La mort des médecins, comme celle de tout un chacun, peut être médiocre. Aucune profession, aucun statut ne met à l'abri de la peur, n'empêche de souhaiter le camouflage, demandé et obtenu, de la proche et terrifiante réalité.

D'aucuns ont dit qu'ils se souviendraient de la planète Terre. D'autres souffrent à l'idée de la perte que leur mort représentera pour l'humanité entière, ayant gardé en mémoire les bonnes actions qu'ils ont faites tout au long de leur vie. En fait, presque tous les « derniers mots » historiques sont apocryphes*, ou bien furent prononcés des heures avant la mort qui, hormis les cas de guerres, d'exécutions ou de suicides, se produit généralement au cours d'un coma spontané ou, désormais, provoqué par nos drogues.

Si certains bien-portants supplient de ne pas leur « voler » leur mort, leur attitude change souvent le moment venu. D'aucuns réclament la lecture de quelques pages d'un chef-d'œuvre, ou, plus souvent, l'audition de quelque admirable musique. Très vite, leur esprit se brouille tandis que lecture ou musique se poursuivent, comme si de rien n'était. Tout cela concerne les morts à domicile, dont le temps est révolu pour presque nous tous. Ce sont pour la plupart des malades qui, lors d'un séjour à l'hôpital, connaissent la vérité sur leur état, demandent à leur médecin l'autorisation de rentrer chez eux pour régler leurs affaires familiales et professionnelles et attendent la mort qu'ils supportent chrétiennement.

Les malades connaissent souvent au fond d'eux-mêmes la réponse à la question qu'ils ne posent pas à leur médecin.
Comme nous le faisons tous, ils continuent de vivre en sachant bien qu'il leur faudra mourir un jour. Ils attendent le jour où, du fond de leur être, surgira l'avertissement que le terme de leur existence est proche. À ce moment, ils pourront accepter le message sans ressentiment, ni épouvante. Savoir souffrir et mourir sans parler, comme le loup de Vigny.

L'Islam nous offre des exemples de foi sans failles devant la mort. L'un de ses grands princes vint consulter un « grand patron » à Paris pour une infection organique négligée. Il fallait intervenir rapidement. Il exigea de connaître le diagnostic et le pronostic, qui lui furent fournis. Le risque étant grand, il demanda à être opéré en terre musulmane pour pouvoir être aussitôt inhumé, le cas échéant, selon la loi de l'Islam. Pour retourner dans son palais, il repartit alors à pied de l'hôpital, malgré une douloureuse arthrite au genou, afin de donner à ses fidèles une dernière image de grandeur non usurpée.
Un autre voulut mourir le plus près possible de Dieu et se fit transporter sur une montagne, au point le plus élevé du royaume.
Un autre encore, très éprouvé et désireux de ne nuire en rien à son peuple, accepta sans ciller les pires calomnies, s'en remettant à Allah.
Tous ces hommes furent incompris de l'Occident. Les louanges que nous leur décernions prouvaient une méconnaissance de leur vraie grandeur et de leur foi. Tels que nous sommes, nous ne pouvons plus rien comprendre à une royauté de droit divin.

Incroyants comme croyants peuvent encore croire ensemble à la grandeur de l'homme et de l'humanité.

Rousseau, tes méfaits ont eu pour avantageuse contrepartie de prodiguer aux athées l'espoir en une nouvelle race d'hommes transformés par les vertus de l'idéologie ! On ne doit pas méconnaître cet effet salutaire à l'heure où la science aux progrès illimités, à laquelle crurent tant d'hommes, voit ses frontières reconnues.

André Malraux, autre mort illustre, faisait partie des écrivains de la race et de la classe de Chateaubriand. L'un et l'autre possédaient un vif talent d'affabulation qui leur permettait de décrire merveilleusement ce qu'ils n'avaient jamais vu ou vécu. Cette imagination leur faisait prodiguer des descriptions plus authentiques que les souvenirs réels rapportés par eux de voyages ultérieurs en Amérique et en Chine.
Cet immense écrivain mérite considération. À tel point que de Gaulle l'avait imposé à sa table et à sa femme, malgré une vie privée qui remplissait d'horreur tante Yvonne.

LA MORT ET LA SURVIE

« Je ne crois pas à une autre
survie que celle dans la mémoire
des hommes. »

André Gide

La mort n'est pas grand-chose, la survie une douloureuse anomalie. Celui qui a été gravement atteint et croyait sa fin arrivée, se trouve dans l'obligation de faire une croix sur bien des choses ; il doit se remettre à lutter.

Il n'est pas de vie qui vaille sans lutte, mais celle-ci est encore plus pénible, car elle exige plus d'efforts à cause de la fatigue vite ressentie, de la lassitude de vivre qui vient avec l'accumulation des années et les séquelles de l'accident subi.

Toute rééducation, psychologique ou physique, est une longue, dure et incomplète reconquête. Ne souhaitons à personne d'en connaître les différentes périodes. La vraie mort, la belle mort est la mort subite ou, à défaut, celle qui survient naturellement au terme d'une longue maladie. On s'y attend. La seule idée qui subsiste alors, c'est d'accéder au repos. Mais se résoudre à renouer avec les tracas de la vie quotidienne, à affronter à nouveau les événements, à endurer les autres, est une épreuve bien difficile à surmonter. Hormis les cas d'accidents brutaux, nous avons le plus souvent été alertés de la proximité de phénomènes organiques graves par des troubles mineurs. Beaucoup de patients n'en connaissent guère la signification et ne se précipitent pas aussitôt chez leur médecin. Sans doute est-ce une grâce qui leur fait ignorer et négliger les signes prémonitoires et les fait mourir brutalement, sans trop souffrir ni connaître la déchéance.

La vraie difficulté de la vie, c'est d'exister longtemps. L'épreuve commence au stade où l'on connaît un début de sénescence ou son apparition brutale avec des signes multiples qui témoignent d'une sclérose artérielle commençante. D'autres déficiences sont plus graves mais sont compensées par le sujet. C'est le temps qui amène à leur compréhension.

La survie, après une maladie grave, est très difficile. L'on sait que l'on ne recouvrera jamais son intégrité, que l'on ne sera plus ce que nous avons été, que la mémoire du corps sera ce douloureux miroir d'un être diminué même si nous essayons, à force de courage, de cacher certaines anomalies complices.

Le cancéreux, au début, avant l'apparition de symptômes localisés ou régionalisés, commence par ressentir une profonde lassitude : certains médecins, aidés par les thérapeutiques modernes, tentent de lui rendre la joie de vivre et d'espérer et même la santé de manière éphémère. Rémission ! Quel mot magique. La mort revient par d'autres processus : métastases ! C'est la peur de la fin.

Le gâtisme n'est vraiment pénible que pour l'entourage. De même que la mort.

Enfin, la mort des enfants, soutenus par la position éventuelle de Dieu, est une chose horrible, car on les voit supporter leur destin mieux que les adultes, et que tout le chagrin éprouvé est celui des parents qui restent sur terre, non celui du jeune disparu.

LE SUICIDE

L'enchaînement des faits et des idées me pousse à parler d'un sujet difficile, d'un acte délibéré de mettre fin à sa propre vie, le suicide. C'est un acte complexe qui ne peut être approché à l'aide d'une seule et unique discipline. Lorsqu'il est question de suicide, il est nécessaire de faire appel à plusieurs domaines, tels que la médecine, la psychopathologie, la sociologie, la philosophie ou même l'histoire.

Lorsque l'acte est réalisé, faut-il s'abstenir d'interroger la famille pour ne pas la culpabiliser ; ou celle-ci, cela arrive, n'est pas en mesure de l'éclairer. Il lui reste tout de même un autre point d'appui : l'équipe qui l'entoure. Une fois encore, s'isoler et trancher souverainement au nom de convictions personnelles, de son savoir et de son autorité, ce n'est pas sain, c'est difficilement tolérable.

Une autre clef de l'incertitude, c'est la volonté suicidaire. Ce malade qui a manifesté sans ambiguïté, par écrit ou oralement, et à maintes reprises, et de façon très ferme, sa volonté d'en finir avant d'être tombé dans le délabrement inconscient, est-on sûr qu'il ne changerait pas d'avis maintenant, est-on sûr qu'il n'a pas changé ? Déférer à sa volonté, même approuvée par l'équipe soignante, même confirmée par la famille, n'est-ce pas se rendre complice de son suicide ? Le médecin, dont le rôle est de préserver la vie, ne tombe-t-il pas dans le piège en acceptant de l'abréger délibérément sous le prétexte qu'on l'en prie ? Est-ce là le genre de service qu'il est contraint de rendre, démentant les exigences élémentaires de son métier ?

Le suicide est un problème en soi : Il est impossible d'admettre, de paraître approuver le suicide. Car le justifier ainsi, fût-ce en invoquant l'excuse absolutoire d'une foule de conditions et de considérations, c'est prendre la responsabilité de le provoquer en raison de l'effet d'entraînement qui, dans ce domaine, plus que dans tout autre, joue sur certains esprits, dans certains états de dégoût, de dépression, de neurasthénie. Faire l'éloge du suicide, acte de courage, c'est faire l'éloge de la mort elle-même, c'est ouvrir la porte à tous les meurtres par personne interposée. Un homme qui se suicide fait toujours de la peine à ceux qu'il quitte. Se tuer, c'est peut-être une preuve de courage, mais le vrai courage n'est-il pas plutôt de surmonter la faiblesse ?

Le 20 mars 1827, Gerhard von Breuning voit ainsi son ami Beethoven : « Épuisé, pitoyable, il gisait, soupirant parfois faiblement. La vigueur de son organisme et de ses poumons intacts livrait une bataille de géant avec la mort qui faisait brèche dans la muraille. Livré sans recours aux forces de destruction, privé de tout recours spirituel de la part du monde, le héros ne capitulait pas. ».

Suicide de Socrate ou, plus près de nous, d'Hemingway, pour cause d'impuissance, Montherlant qui sent l'arrivée de la cécité n'ont pas conduit ces hommes au suicide par amour de la mort mais par respect de la vie, d'une vie dont ils n'admettaient pas qu'elle fût amoindrie. On dit : pour qu'il en soit arrivé là, pour qu'il se soit suicidé, il fallait qu'il en eût assez, que la vie le dégoutât. Dépression ou non, peu importe ! Le dégoût : je n'ai plus envie de goûter à ce monde, à ces femmes, à ces amis, à ce corps qui était le mien. Finies les sensations, finie la pensée, je retourne au néant, au végétal.

Le suicide est respecté, parfois embelli. Cette demi-défaite, puisqu'on finit toujours par en arriver là dès que l'idée a germé en nous, devient une demi-victoire, puisqu'on a décidé soi-même. Mais, connaît-on quelqu'un qui se soit suicidé avec le sourire.

La mort, c'est ignoble. Celle d'un être jeune est particulièrement triste et lamentable ; elle n'est pas, elle n'est jamais en soi admirable, même si on essaye de la spiritualiser et de la rendre supportable. Comment oublier le sourire de cette jeune fille qui mourait d'asphyxie dans son lit tout blanc, qui souffrait en avalant chaque gorgée d'air et de vie et dont les grands yeux noirs avaient l'air de dire « C'est difficile de vivre ». Difficile de vivre à vingt ans !

Un autre cas est le suicide de la veuve de Marcel Sembat* pour s'excuser d'avoir survécu douze heures à son compagnon.

Enfin, plus près de nous, la belle Dalida, de son vrai nom Iolanda Cristina Gigliotti, née le 17 janvier 1933 au Caire, décédée à Paris le 3 mai 1987 à l'âge de 54 ans. Son père, premier violon à l'opéra du Caire, meurt prisonnier dans un camp. Elle a toujours souffert de cette perte et s'en est voulu de ne pas l'avoir mieux connu. Premier gros chagrin.

Malgré sa réussite professionnelle de grande chanteuse et d'actrice, elle exprime durant toute sa vie son mal-être à travers ses chansons. Elle eut en effet beaucoup de déboires sentimentaux, des courtes liaisons se terminant souvent par des suicides.

Désespérée, elle se suicide après une première tentative ratée et une dépression nerveuse.
Elle repose au cimetière de Montmartre.

Suicides par mépris ou refus d'une vie qui ne valait plus la peine d'être vécue. Suicides qui ne doivent rien à l'amour de la mort, mais qui, finalement, doivent toujours quelque chose à la dépression et qu'on habille en actes tantôt de désespoir, tantôt de courage.

Non, le suicide, comme la mort, c'est laid, c'est horrible presque toujours. C'est le terme d'une maladie comme les autres. Soutenir que c'est peut-être la dernière des parcelles de liberté dans notre existence, c'est prendre le risque de répandre, chez les jeunes notamment, ce nouveau mal du siècle. « L'hymne à la mort du suicidaire n'est lui-même que le dernier hymne à la vie d'un homme dont la voix a été étouffée par le sourd grondement du monde tournant sur lui-même. Ce bruit de fond, pour Beethoven, était en fa. ».

En plus des suicides que je viens de donner en exemples, il en est qui sont probablement transformés en morts naturelles ou en crimes. Il en est aussi qui ne sont ni l'un ni l'autre, plutôt des crimes assistés : lasse de vivre, la victime laisse échapper son consentement et se laisse empoisonner par ses héritiers ou amis. Il est également des crimes maquillés en suicides. Il est enfin des suicides par persuasion.

Le suicide est infamant en républiques populaires. L'on n'y a pas le droit de se supprimer. Il y a là de quoi surprendre, puisque l'on n'y croit à rien d'autre qu'à la vie terrestre. Pourquoi accepter alors la survie d'un être dégradé, sa déchéance physique et intellectuelle ? Curieuse contradiction du matérialisme…

Seuls les croyants en une autre forme de vie peuvent, même avec difficulté, supporter avec assez de vaillance ou de lucidité la vieillesse et son naufrage.

L'idée de survie existe cependant sous une forme inférieure chez certains incroyants qui demandent à être ensevelis à même la terre pour la féconder plus vite de leurs restes, revivre plus immédiatement dans le corps des larves.

L'EUTHANASIE

Devant la demande d'euthanasie d'un malade, ni les lois, ni les conseils divers ne peuvent s'appliquer, puisque chaque cas est particulier.

De nombreux médecins ont soigné des malades souffrant d'un cancer en phase terminale ou d'une autre maladie gravissime. En ce cas, que faire ?
Jouer le rôle d'un confesseur et essayer de convaincre le malade qu'il peut encore supporter ses souffrances en faisant valoir des arguments fallacieux et mensongers.
Ou bien, augmenter les doses de calmants, tels la morphine, qui vont abréger lentement la vie.
Mais quand il s'agit d'un enfant, ne faut-il pas lutter même quand les chances de succès sont très petites et que les parents peuvent se soumettre à cette éventualité ?

L'idée de réglementer l'euthanasie, donc le fait de donner la mort en conscience, suppose plusieurs erreurs. Un individu qui a écrit sa demande préalablement sera-t-il dans le même état d'esprit le jour d'arrêter sa vie ? L'histoire de la médecine ou d'autres écrits regorgent de cas de personnes ayant désiré la mort, l'ayant formulé à leur médecin ou leurs parents et leurs proches et qui, le moment venu, en dépit de leurs souffrances, suppliaient que tout soit tenté pour les guérir. Ensuite, cela laisse le choix, voire la possibilité, à d'autres d'interpréter, de décider. Sans oublier l'intérêt des héritiers !

L'éducation donnée au médecin conforte les règles s'appliquant au domaine médical, donc à l'euthanasie. Le médecin sait apprécier celui ou celle qui est en face de lui et le pourquoi de sa demande. En revanche, il semble qu'en Hollande, comme dans d'autres pays où cette loi est appliquée librement, on ait constaté bien des dérives et d'abus. Mettre en exergue l'euthanasie, c'est mettre de côté les progrès de la connaissance, l'essor de l'espoir qui peut enrayer une maladie.

Le syndrome du Colonel Chabert

Un livre a posé cette question. La mort est vaincue, mais les sentiments, les relations ne s'accordent pas avec cette victoire.

Le personnage de Balzac est un officier de Napoléon qui a une conduite glorieuse lors de la bataille d'Iéna. Lors de quoi, il est porté mort. Or, le colonel Chabert a surgi des champs de cadavres et de mort. Soigné en Allemagne durant un an, il revient en France retrouver sa femme « veuve », couverte d'honneurs et remariée. Échec sentimental, cette femme ne veut plus revivre avec celui qui, de brillant colonel, est devenu un homme errant. Déchu, brisé, Chabert mourra à l'hospice des vieillards de Bicêtre.

Un autre cas similaire à celui du Colonel Chabert a été cité dans une publication du Pr. Jean Bernard. Un de ses malades, atteint de leucémie myéloïde chronique, lui demande la vérité. Il l'informe de sa maladie devant sa femme présente lors de l'entretien. Le couple, très lié, sait alors qu'il reste une espérance de vie de trois ans. Pendant ce temps, les époux font les préparatifs de ce départ, mettent à jour les éléments qui doivent l'être.
Un nouveau traitement arrive, la greffe de moelle osseuse. Appliquée au malade, elle réussit. Mais, chose étrange, ce couple installé dans la mort n'assume pas la guérison, le retour de la santé. Ils ont pris leurs distances avec la vie. Ils n'ont pu reformer un couple uni et se sont séparés quelques mois après la guérison. C'est le syndrome du Colonel Chabert.

L'euthanasie est un choix qui doit s'appliquer aux personnes en état de conscience non altérée. Ces personnes stipulent donc par écrit qu'elles ne souhaitent pas prolonger leur souffrance physique et même psycho-logique si elles sont atteintes d'une maladie qui les anéantit. Mais, c'est le médecin qui décide, en professionnel, s'il veut appliquer la volonté du malade de mourir dans la dignité et la paix.
En effet, on peut craindre que l'euthanasie libre soit une porte ouverte au suicide assisté.
Les partisans de l'euthanasie diront : « Mais si on refuse l'acharnement thérapeutique, doit-on accepter la déchéance mentale, physique ? ».
L'homme a toujours eu le désir d'être le créateur, un créateur qui souhaite aussi mettre le point final à toute situation.

Que dire, au travers de tout cela, du travail du médecin ? Comme le paysan qui traite sa terre, le vigneron qui taille ses ceps, l'instituteur qui instruit ses élèves, le médecin qui soigne son malade doit tout faire pour que la vie de ce dernier dure un peu plus longtemps et que les quelques jours qui lui restent à vivre aient le moins mauvais goût possible, même quand il s'agit de malades « condamnés ».
Le médecin peut être agnostique, croyant ou athée ; mais, devant son malade, il ne doit pas être autre chose qu'un médecin, un homme qui soigne. Il ne doit pas être un donneur de leçons, un auteur de programmes, un penseur de l'au-delà, un rêveur des temps futurs.

En face de la mort, on est toujours seul. En face de la mort d'un malade, on est deux à être seuls. Il faut décider. Le médecin est amené à faire un choix. En conscience.
L'un attend. Par peur du gendarme. Par crainte de payer plus tard un acte interdit. Ou encore, par refus de s'engager. Peur, lâcheté, hypocrisie.
L'autre agit : Je ne sais pas s'il faut le faire ou s'il ne faut pas le faire, mais je le fais parce que, à mon avis, en toute confiance qui existe entre le malade et le médecin, je serais un salaud, un homme méprisable si je ne le faisais pas. Alors, quelquefois, au bout du compte, au bout de ce compte silencieux à deux, je finis par le faire. Mes raisons sont le déclic, le ressort, quoiqu'on en dise, de bien d'autres actions humaines.

La loi l'interdit. Voilà le grand mot lâché ! La loi ! Il y a une loi pour traverser dans les passages protégés, aux feux rouges. Une loi pour ne pas franchir la ligne jaune. Une loi pour arrêter la musique et ne pas faire de chahut après dix heures du soir. Une loi pour marcher au son du clairon, une loi pour envoyer tuer son prochain…

Ce qu'on a coutume de nommer « l'euthanasie » (gr. e*u*, bien, et *thanatos*, mort), puisqu'il faut l'appeler par ce nom à l'horrible sonorité, n'est pas ce geste libérateur et actif qui consiste à donner la mort. C'est, au contraire, un affreux geste passif qui consiste à arrêter la vie dans une pauvre chose humaine détériorée. C'est : « Arrêtez-moi, Docteur, je n'en peux plus ! ».

La vie, ce ne sont pas les quelques mètres carrés de cette chambre, le confinement permanent au lit où tout arrive par des tuyaux.
La vie, c'est le grand large : ce n'est pas cet étang encombré, encombré d'appareils, de flacons, de potions, cet air conditionné : « Non, docteur, je préfère m'arrêter, tout est bien, ça suffit. Ne retenez pas les volets qui se ferment. Abaissons les persiennes... ». Et, si certains médicaments chimiques nés dans le cerveau des hommes peuvent jouer le rôle de persiennes qu'on tirera lentement, endormeurs de la vigilance, pourquoi ne pas les utiliser ?

Dans cet espace vide qui semble séparer la vie de la mort, où tout le monde a raison et tout le monde a tort, comme dans l'espace vide entre deux territoires ennemis où personne n'est chez soi mais où tout le monde cependant considère qu'il est là de plein droit, tout dépend de la volonté et de la pensée de chacun.

Qui peut décider ? Certainement pas un juriste, car si nous laissons les juges s'emparer des derniers moments de la vie, nous verrons arriver l'ère des grands juges, prêts à nettoyer la société de ceux qui ne pensent pas comme eux dans un tel domaine. Les juges ont déjà les yeux sur bien des moments de notre existence. Alors, au moins que les derniers instants leur échappent !
D'abord, ce pourrait être : « Sa vie vaut-elle la peine d'être vécue ? ». Comme si toute vie ne valait pas, non seulement la peine, mais la joie d'être vécue.
Puis : « À quoi bon prolonger cette vie inutile, factice, gênante même, qui bloque une pièce de la maison ? ».
Enfin, on en viendra à : « Sa vie vaut-elle le droit d'être vécue ? ».

La notion de valeur de la vie mène directement aux comportements nazis : chambres à gaz en commençant par les débiles et les infirmes, voire les intellectuels dissidents.

Il serait peut-être temps de décider, une fois pour toutes, que la mort ne fait plus partie du droit et qu'aucun tribunal, aucune cour d'assises ou de justice ne peut en disposer.

Le vrai scandale, c'est de laisser souffrir. Trop souvent encore, certains médecins et certaines infirmières se considèrent comme comptables des quantités d'antalgiques qu'il faut donner au malade, comme s'ils étaient comptables de ses souffrances. Ils soutiennent souvent qu'en donnant des doses massives, on drogue le malade, qu'il aura tendance, dès qu'il souffrira, de nouveau à réclamer le médicament qui l'apaise et qu'on créera ainsi une accoutumance qui fera de lui, s'il surmonte la crise et guérit, un drogué. C'est faux. Les constatations le démontrent amplement. Les malades peuvent supporter des quantités considérables de calmants et, une fois les souffrances disparues, s'en dispenser très bien.

Ces goûts de la souffrance ont des racines lointaines et leurs origines sont d'ordre religieux. Nous en avons suffisamment parlé dans le chapitre sur la douleur pour ne pas y revenir.

Mais la pire des maladies, le cancer, évolue très souvent en l'absence de toute souffrance : cela ruine l'argument. Quant à l'accouchement sans douleur, qui a été l'objet de tant de sarcasmes et d'oppositions aveugles, il est aujourd'hui couramment pratiqué par des moyens chimiques ou des méthodes psycho-prophylactiques*.

Or, on continue à entendre des médecins dire que les hommes et les femmes ne savent plus souffrir. Un poète a même écrit : « Rien ne nous rend si grands qu'une grande douleur ». Paroles de poète prononcées en plein romantisme ! Pourtant, il suffit d'une rage de dent pour se rendre compte de l'inutilité de la souffrance qui devient insupportable, destructrice. On ne connaît aucune maladie où la souffrance revêt la moindre utilité.

On peut mourir de la douleur : la souffrance provoquée par l'infarctus et que l'on calme avec de la morphine parce qu'on sait qu'elle est intolérable et peut tuer le malade.

Il va de soi que la vie professionnelle, sociale du malade qui reçoit des doses importantes de calmants ou d'analgésiques doit être contrôlée, qu'il est difficile par exemple d'admettre qu'il continue à porter de grandes responsabilités. Pourtant, un cas célèbre, il y a quelques dizaines d'années, nous rappelle que les médecins n'ont pas hésité à donner au premier personnage de l'État des doses massives de cortisone, médicament qui entraîne des troubles psychiques parfois graves, engendrant tantôt l'agressivité, l'irritabilité, tantôt l'euphorie.

Il aurait fallu avoir le courage de demander à un tel personnage de renoncer à ses fonctions.
Encore une conséquence de l'attitude qui consiste à ne pas dire la vérité au malade ! On aurait évité que le malheureux ne terminât ses jours dans une sorte de brume.

La souffrance, c'est affreux et inutile. L'euthanasie est proche du suicide, parente même. Les morts de l'euthanasie sont les suicidés des autres. Si on excuse, admet ou comprend le suicide, il faut défendre l'eutha-nasie, qui est le suicide par personne interposée.

On peut faire beaucoup pour aider un malade mourant. Il faut avoir le courage de le dire … et de le faire …
Le recours à des drogues interdites peut insensibiliser ce malheureux corps que le médecin a été incapable de guérir malgré lui. L'un des meilleurs cocktails consiste à associer la cocaïne, l'alcool et l'héroïne en quantités variables, parfois assez importantes, quatre à cinq fois par jour. L'héroïne possède divers avantages sur les autres calmants. Tout en atténuant la douleur, elle a des effets euphorisants et n'entraîne pas les conséquences secondaires et redoutables de la morphine : nausées, perte de l'appétit et du sommeil. Malheureusement, on ne peut utiliser cette drogue comme on le voudrait, car la législation est différente selon les pays.

À tous ceux qui peuvent trouver déplorable, voire méprisable, le recours à ces drogues interdites, à ceux qui jugent horribles et condamnables ces méthodes chimiques utilisées dans le but d'apporter un léger mieux, un soulagement à cet être qui va mourir, il est demandé d'essayer de se mettre à la place de celui qui est en fin de vie : aucune justification morale n'est nécessaire pour apaiser les souffrances de quelqu'un qui ne peut plus rien faire sur cette terre et va, dans un instant, la quitter à jamais.

Il est un hôpital américain où, dans de tels cas, le médecin place à portée de la main du malade un petit tube contenant des pilules antalgiques et somnifères et lui explique : « Vous en prenez deux toutes les trois heures. Cela apaisera vos souffrances et vous dormirez trois heures. Si vous en prenez six, vous dormirez huit ou dix heures.

Je vous en laisse douze. Mais je vous préviens : si vous prenez les douze d'un coup, vous ne vous réveillerez pas. ». Il arrive parfois que le malade prenne les douze pilules d'un coup.

La fin par asphyxie des malades atteints de cancer des poumons ou de métastases pulmonaires, et qui n'ont pas la "chance" de mourir d'autre chose, est horrible. Ces malades luttent pour respirer et demeurent conscients jusqu'à la fin. On peut essayer n'importe quoi, l'oxygène, les diurétiques, il n'y a pas une seule ressource dans tout l'arsenal médical qui soit efficace, rien qui soit utile, rien d'autre à faire que d'attendre la mort. A-t-on le devoir de les calmer ou non ? Devant leurs efforts désespérés, leur quête de noyés à l'air libre dont chaque inspiration sonne dans vos oreilles comme le glas d'une cloche, devant leur regard implorant : « Un peu plus d'air, docteur aidez-moi, monsieur le bourreau », que faire ?

Pour tout médecin, il y a trois attitudes possibles :

- Quitter la chambre en se lavant les mains à la manière de Ponce-Pilate.
- Assister passivement au spectacle tel un voyeur sadique.
- Ou essayer d'aider, au risque d'apparaître comme un meurtrier.

Pourquoi n'aurait-on pas pour la souffrance humaine autant d'émotion que pour la souffrance animale ?
Le malade serait en droit de dire au médecin : « Si tu n'es pas un assassin, alors tue-moi ».

En face du cancer et de la mort, pessimisme ou optimisme ?

Le pessimiste accuse la vie parce qu'elle est cruelle, parce qu'elle enchaîne l'amour et la mort, parce qu'elle tisse sans cesse pour l'homme les pièges de la maladie et du malheur.

L'optimiste exalte la vie, la trouve d'autant plus belle qu'elle pose un voile sur ses laideurs et ses tristesses, finissant par dire « oui » à tout parce qu'il accepte tout sans rien vouloir changer.

Et puis, il y a celui qui sait que tout va mal et risque d'aller encore plus mal, mais qui a le courage de regarder en face le monde et ses misères. Il ne dit pas « non » comme le premier, « oui » comme le second ; il finit par dire « oui, malgré tout » au monde, à la terre, à la vie, au sort de l'homme.

Le premier est un faible, le deuxième un aveugle, lui est un désillusionné : sans illusions, mais non sans force.

Deux cas, deux affaires, m'ont particulièrement affecté en leur temps, même si leur souvenir me revient en mémoire en certaines circonstances. C'est justement le cas dans ce livre que j'écris aujourd'hui.

Il s'agit de l'affaire Marie Humbert et de l'affaire Chantal Sébire.

L'affaire Marie HUMBERT

Marie Humbert, née le 9.10.1962, est la mère de Vincent Humbert, devenu tétraplégique à la suite d'un accident de la route ; ce dernier lui demande de l'aider à mourir.

Elle passe à l'acte le 24.09.2003, mais en vain.

Immédiatement arrêtée, elle est placée en garde à vue. Le décès de Vincent Humbert aura lieu quelques jours plus tard.

Marie Humbert est mise en examen pour « administration de substances toxiques ».

Elle a toujours assumé son acte, ce qui a provoqué un débat législatif, sur le thème de l'euthanasie, aboutissant à l'adoption d'un droit « à laisser mourir » par le parlement français en avril 2005 : la loi Léonetti. Un non-lieu a été délivré en février 2006 sur cette affaire par le juge d'instruction.

Aujourd'hui, Marie Humbert se bat avec l'association « Faut qu'on s'active » pour la dépénalisation de l'euthanasie en France.

La loi Léonetti est aujourd'hui remise en cause, après l'affaire Chantal Sébire, qui a relancé le débat.

Vincent Humbert était un jeune pompier devenu tétraplégique à la suite d'un grave accident de la route le 24.09.2000.

Sans espoir de guérison, il entreprend de nombreuses démarches pour obtenir le droit d'être euthanasié. Il écrit à Jacques Chirac alors Président de la République, auquel il demande le « droit de mourir ».

Face à l'inflexibilité de la justice, sa mère, Marie Humbert, l'aide à mourir en lui administrant d'importantes doses de « penthiobarbital » de sodium. L'opération échoue partiellement et plonge le jeune homme dans un coma profond.
Le 26.09.2003, après discussion et accord de la famille, le Docteur Frédéric Chaussoy décide d'arrêter toute mesure de réanimation et d'injecter du chlorure de potassium, entraînant le décès.

Cette funeste affaire a relancé la polémique sur l'euthanasie en France. En 2004, Jacques Chirac charge le médecin et député Jean Léonetti d'un projet de loi relatif à la fin de vie, qui est adopté par l'Assemblée Nationale le 22.04.2005.
La loi Léonetti est aujourd'hui remise en cause après l'affaire Sébire, qui a relancé le débat sur l'euthanasie en France.

L'affaire Chantal SÉBIRE

Institutrice atteinte d'une tumeur rare de la face et des structures maxillaires.
La médiatisation de ses souffrances, puis son décès le 19.03.2008, ont ravivé le débat sur l'euthanasie en France.

Elle avait demandé au Président de la République, Nicolas Sarkozy, le droit de mourir dans la dignité.

Bernard Kouchner, médecin et ministre de la Santé à l'époque, prend position pour le droit de mourir.

La requête de Chantal Sébire est rejetée le 17.03.2008 par le Tribunal de Grande Instance de Dijon. Celui-ci applique la Loi Léonetti, qui ne permet que la limitation des thérapeutiques futiles et la mise en route de thérapeutiques de confort en fin de vie, qui n'en font pas un objectif thérapeutique.

C'est l'impasse, car elle refuse les soins palliatifs, le suicide, qui est une liberté, et elle demande le suicide assisté en faisant appel au droit.

Chantal Sébire est retrouvée morte suite à une ingestion massive de barbituriques. Son décès a relancé le débat délicat sur l'euthanasie.

Loi du 22 avril 2005 : les grands principes

Jean LÉONETTI
Député des Alpes-Maritimes, président-rapporteur de la Mission d'information sur l'accompagnement de la fin de vie, rapporteur de la Commission spéciale sur l'accompa-gnement de la fin de vie.

La loi du 22 avril 2005, d'initiative parlementaire, présente trois caractéristiques. C'est d'abord le résultat d'une méthode ; c'est ensuite le choix délibéré d'une option ; c'est enfin l'affirmation de principes.
Ces éléments ont permis de parvenir à un texte équilibré qui a trois objectifs :
- apaiser les angoisses de nos concitoyens qui appré-hendent légitimement la fin de vie ;
- apaiser les craintes des professionnels de santé qui aspirent à des garanties juridiques dans les procédures de limitation ou d'arrêt de traitement ;
- réconcilier enfin les revendications de liberté de décision et de transparence des procédures de la part des malades avec le besoin de sécurité juridique des soignants.

La voie à laquelle s'est rallié le Parlement poursuit pour l'essentiel deux objectifs : **elle reconnaît au malade le droit de s'opposer à l'obstination déraisonnable et elle encadre les bonnes pratiques médicales, lorsque le malade est conscient ou inconscient, qu'il soit ou non en fin de vie.**
En codifiant par ailleurs les bonnes pratiques médicales, le législateur a eu le souci de **faire reculer l'arbitraire de décisions de limitation ou d'arrêt de traitement.**

Sans prétendre résoudre la multiplicité des cas qui peuvent se présenter, trois cas de figure sont pris en compte par la loi :

- Si **le patient est conscient et en fin de vie** et décide de limiter ou d'arrêter le traitement, le médecin a deux obligations :

• respecter sa volonté après l'avoir informé des conséquences de son choix, la décision du malade étant inscrite dans le dossier médical. Ce rapport médecin/malade s'inscrit dans le cadre classique du colloque singulier ;

• sauvegarder la dignité du mourant et assurer la qualité de sa fin de vie, en dispensant des soins palliatifs.

- Si **le patient est conscient mais n'est pas en fin de vie**, il peut refuser le traitement. Le médecin, comme le prévoit d'ores et déjà l'article L. 1111-4 du code de la santé publique, doit tout mettre en œuvre pour convaincre le patient d'accepter les soins indispensables. Il fallait donc préciser les devoirs des uns et les droits des autres.

Aussi, la proposition de loi apporte-t-elle trois précisions :

1. Le médecin peut faire appel à un autre membre du corps médical ;
2. le malade doit réitérer sa décision de limitation ou d'arrêt de traitement après un délai raisonnable ;
3. la décision du malade est inscrite dans son dossier personnel.

En autorisant le malade conscient à refuser tout traitement, le dispositif admet également le droit au refus de l'alimentation et de l'hydratation artificielles. Cette question est délicate et controversée. Plusieurs considérations plaident cependant pour l'option retenue par le législateur.

Si le patient est inconscient, qu'il soit ou non en fin de vie, la procédure de limitation ou d'arrêt du traitement doit satisfaire trois exigences : le respect de la volonté individuelle du malade, la concertation et la collégialité médicale.

Le respect de la volonté individuelle du malade est pris en compte de deux manières :

- Si le malade a antérieurement désigné une personne de confiance, son avis, sauf urgence ou impossibilité, prévaut sur tout autre avis non médical dans les décisions d'investigation, d'intervention ou de traitement prises par le médecin ;
- le malade peut rédiger des directives anticipées pour le cas où il serait un jour hors d'état d'exprimer sa volonté. Celles-ci indiquent

ses souhaits relatifs à sa fin de vie. Elles sont révocables à tout moment. Elles n'obéissent à aucun formalisme particulier. Elles doivent avoir été rédigées depuis moins de trois ans. Elles auront d'autant plus de valeur qu'elles correspondront à la maladie du patient, sachant qu'en tout état de cause, le médecin ne fera qu'en tenir compte et qu'elles ne s'imposent pas à lui. Le malade pourra soit informer son entourage de l'existence de ces directives, soit de leur contenu.

La concertation passe par un dialogue avec la personne de confiance, la famille ou un des proches du malade et l'équipe soignante.
La décision médicale repose sur une procédure collégiale définie par le code de déontologie médicale. Cela signifie :

- qu'il doit y avoir un collège de plusieurs médecins dont la composition sera variable, suivant qu'il s'agit de médecine hospitalière ou de médecine de ville ;
- que cette décision médicale, précisément pour faire échec à toute décision solitaire, doit être le fruit d'un consensus. Dans l'esprit du législateur, ce n'est pas une simple consultation d'autres médecins, mais bien une décision partagée par plusieurs médecins ;
- que cette décision est motivée et inscrite dans le dossier médical, sachant qu'il s'agira dans la plupart des cas du dossier médical hospitalier, puisque 70 % de nos concitoyens meurent à l'hôpital, mais qu'il pourra s'agir aussi, à terme, du dossier médical personnel.

Dans tous les cas, la décision finale restera exclusivement une décision médicale. Si la famille s'oppose à la décision médicale, les médecins respecteront cette volonté et n'iront pas contre la volonté de la famille, la décision étant, selon les bonnes pratiques médicales, alors reportée.

Enfin, la proposition de loi a prévu que des traitements anti-douleurs puissent être administrés au malade en fin de vie, le malade, la personne de confiance, la famille ou, à défaut, un des proches devant en être informés. En toute hypothèse, les soins palliatifs doivent être prodigués.

Parallèlement, ce texte développe la culture des soins palliatifs, à la fois par des exigences légales imposées aux médecins et par l'obligation de créer des lits de soins palliatifs.

⇒ Extrait du témoignage d'une famille :

[…] La mort de notre fils de 25 ans a été concomitante à la médiatisation de la mort de Vincent Humbert. À la douleur toujours aussi effroyable, se sont ajoutés le doute et progressivement la culpabilité. Avais-je eu une influence dans la prise de décision de vous et de votre équipe de cesser les soins ? Vos mots me rassurent. Je ne suis pas médecin. Nous avons fait le choix de vous faire totalement confiance. Certain de votre compétence, de votre volonté inébranlable de favoriser la vie, de votre humanité et du respect du malade en tant qu'être pour accepter la mort. Vous souvenez-vous de cette conversation ?
Jamais nous n'aurions pu demander la mort de notre enfant. Savoir que vous n'auriez jamais accepté cette demande ou même subi une influence de notre part nous est d'un grand réconfort et nous soulage d'une crainte de culpabilité.
Il est important que cette confiance entre vous et votre équipe et de nous envers vous tous, dans votre compétence, extrême mais aussi humaine, ne soit jamais détériorée. C'est elle qui permet l'acceptation aux familles de vos décisions et vous donne, à vous, la liberté d'exercice totale dans votre métier.

Pendant 3 ans, je vous revoyais vous et votre équipe me dire que la mort de mon fils est un échec et moi vous dire que tout a été fait au maximum. […]

Envers les soignants, nous exerçons une pression morale terrible. Nous en sommes conscients mais sans mot, dans l'intime, entre vous et nous, il y a la confiance et la certitude que vous luttez pour la vie avec compétence et acharnement. […]

⇒ Résumé des points forts de la loi

La loi introduit 4 dispositions essentielles :

- Interdiction de l'obstination déraisonnable (que l'on appelait autrefois « acharnement thérapeutique »).
- Procédure collégiale de limitation ou d'arrêt de traitements.
- Prise en compte dans la décision des directives anticipées et de l'avis de la personne de confiance.
- Renforcement des activités de soins palliatifs dans le projet médical des services.

Dorénavant, obligation est faite aux médecins de motiver leur choix et d'en évaluer les conséquences.
L'arrêt total de l'alimentation et de l'hydratation artificielles, sous couvert du traitement de la douleur physique et de la souffrance psychique dont le patient pourrait souffrir, est estimé recevable.
Le législateur a su fixer la place des soignants et des familles dans la prise de décision chez les patients hors d'état d'exprimer leur volonté.
Prendre en compte l'avis de la famille sans lui faire porter le poids de la décision médicale répond à deux objectifs :

- Éthique : il appartient aux professionnels qui ont entrepris les soins d'assumer la responsabilité pleine et entière de leur décision.
- Psychologique : demander que la décision de limitation des soins relève du choix direct des familles les aurait exposées à des conséquences morales préjudiciables.

On s'aperçoit de la difficulté de telles situations. À chacun qui peut être confronté à l'une d'elles, les points forts de la loi doivent permettre de prendre leur décision… en toute humanité… et en toute confiance.

L'Église catholique a longtemps imposé à ses fidèles sa loi absolue : « Tu ne tueras point ». Moyennant quoi, elle condamne, de plus en plus mollement d'ailleurs, le suicide.
En vertu du même principe, elle a condamné l'avortement tout en fermant de plus en plus les yeux pour ne pas voir que, dans des pays

de forte imprégnation et de grande tradition catholiques, la France et les médecins catholiques en pratiquent tous les jours dans le respect de la loi civile, sur des patientes elles-mêmes catholiques, parfois conseillées ou approuvées par des prêtres et des religieux.
Parce que la Bible proclame « Tu ne tueras point », l'euthanasie dite active, objet de subtiles distinctions qui tiennent difficilement devant la réalité, et qu'il est en pratique impossible de distinguer clairement de l'euthanasie dite passive, est également condamnée avec une fermeté d'autant plus grande que son point d'application est plus incertain.

L' ÂME

Où vont les morts ? Les Grecs anciens les imaginaient descendus aux Champs Élysées. Les Celtes supposaient qu'ils abordaient dans une île de l'Océan occidental où disparaît le soleil. Les Chrétiens, au ciel pour les bons, dans la fournaise d'en bas pour les méchants. Voici les quatre éléments, terre, eau, air et feu de nouveau assemblés pour accueillir les âmes privées de corps. Un très beau poème arabe du VIIIème siècle recommande : « Marche doucement sur cette terre, elle est faite de morts. ». Les êtres humains qui nous ont précédés depuis des millénaires ont peu à peu créé la poussière que nous foulons.

Le vent du désert, dans le sud de la Mauritanie, a mis au jour une nécropole immense. À ras du sol, des squelettes décapés, la face aplatie, la cage thoracique limée, les os foncés jusqu'à ne plus qu'affleurer, composent à perte de vue un empilage de moellons bruts sur mortier de dallage blanc alternant avec l'ocre du sable. Marche doucement, dit la légende.

Je crois aux souvenirs. Quand deux personnes ont vécu ensemble un événement qu'elles sont seules à connaître, si l'une meurt, l'autre continue à porter sa part et celle de l'autre qui n'est plus. Les morts ne meurent pas s'il reste des vivants qui se souviennent. Peut-être se souviennent-ils aussi de nous, mieux que nous. Les Chinois vont plus loin et affirment que la mémoire de tout ce qui est arrivé à nos ancêtres est inscrite dans notre sang, même si nous n'en sommes plus conscients. Les savants modernes diraient : pris en compte dans notre programme génétique.

Lors de la mort, est-ce que l'âme monte ou descend ? Va-t-elle à l'est ou à l'ouest, vers la terre ou vers la mer ? Je ne sais pas. Mais je suis sûr que, tant qu'il y aura des hommes qui se souviendront, elle ne disparaîtra pas.

La croyance aux « génies » ou « esprits » a longtemps été considérée comme le propre des religions « primitives » par opposition aux grandes religions monothéistes*. (Alors que toutes les religions, primitives ou non, sont bien sûr monothéistes !). Le dieu d'un arbre, d'une source, d'un rocher, le génie d'une maison, d'une famille, d'un pays existent comme l'esprit de tout acte, celui de sortir, marcher, construire, chanter, aimer, boire, naître, mourir. Ils doivent être interprétés comme la simple reconnaissance que chaque être, chaque chose, chaque geste peut avoir une conséquence positive ou négative, une capacité à tourner au bien ou au mal, au bonheur ou au malheur, un sens malheureusement imprévisible, une valeur, dirait-on en algèbre ! Il suffirait de remplacer le mot « génie » ou « esprit » par une expression nouvelle du genre « potentialité multivalente indéterminée » pour redonner une respectabilité à un système de pensée fondé en fait sur le bon sens et une sorte de prudence fondamentale. Il appartient à tout peuple, en tous temps, en tous lieux d'essayer de se prémunir contre ces hasards de la vie. L'usage des « sacrifices » est de la technique. Les contrats actuels d'assurance et de réassurance en sont une autre.

Au siècle de la déesse Raison, Joseph de Maistre écrivait : « C'est bien dommage pour l'humanité que ce soit la maladie qui soit contagieuse et non pas la santé. ». Boutade qui n'a que l'air judicieux. Il avait oublié que, dans les cours nordiques d'Europe, quand le souverain était malade, on mettait dans son lit un jeune garçon pour que le patient profite de son énergie vitale. Il ne savait pas encore ce que tout le monde admettrait aujourd'hui. Bien sûr les maladies économiques sont contagieuses et, en termes modernes, la crise et le chômage s'exportent. Et aussi s'exportent, se répandent par contagion, la violence, la drogue, la haine raciale…

Mais la santé est aussi contagieuse. La prospérité des uns entraîne la prospérité des autres ; et, dans les réunions au sommet, la seule question est de savoir lequel a le plus de santé pour relancer l'économie et redynamiser celle des voisins.

Quand les sages gnostiques regardaient le ciel la nuit, ils ne croyaient pas que les étoiles étaient des corps lumineux se détachant dans le vide infini, mais au contraire des trous dans le voile de la voûte céleste par lesquels on apercevait derrière, plus loin, plus haut, le vrai ciel et la lumière originelle.

LA FOI

Un mouvement, déclenché en Amérique du Nord, s'est développé en faveur de l'euthanasie. Certains réclament le droit de choisir l'heure de leur mort. C'est une idée qui remonte d'ailleurs à l'Antiquité, et qui fut notamment reprise par André Maurois dans l'une de ses plus brillantes nouvelles peu avant la Seconde Guerre mondiale. En France même, le débat a été relancé sur un ton parfois scandaleux, où le cynisme le dispute à l'ignorance des vrais et graves problèmes de la vie et de la mort. Or, de quel droit médecins et sociologues disposeraient-ils de la vie des autres ?

Nous vivons, certes, un tournant de civilisation. Il semble que nous ne sommes déjà plus à l'ère chrétienne, même si notre tristesse s'en accommode. La foi est morte en Occident. Elle survit en Europe orientale. Elle varie en Pologne, mais à Varsovie, à Cracovie, des cérémonies catholiques accueillaient des juifs en attente d'un hypothétique départ pour Israël.

La foi serait, d'après moi, le plus court chemin de la charité. Espérons qu'il ne sera pas trop tard et, qu'entre-temps, nous aurons su « faire le ménage » parmi nos croyances, rejetant bien des choses insignifiantes qui encombrent notre religion depuis des siècles.

Avons-nous le droit d'être insensibles à la souffrance d'autrui et incapables d'aider à mourir sans trop d'épreuves physiques autant que morales ? Mais, si l'euthanasie vient à s'étendre comme une mode à partir des U.S.A., tout est à redouter. On autorisera d'abord la mort consentie, puis, comme les Nazis, on imposera la suppression des débiles, des infirmes, celle des races dites inférieures, enfin celle des déviants... Bel avenir que ce récent passé.

Le même type de problème se pose avec l'avortement. Sa légalisation avait été souhaitée en France pour supprimer l'inégalité entre femmes riches et pauvres, parce qu'il fallait pouvoir aider toute gestante en détresse.

Aujourd'hui, l'on sait qu'en certains pays, l'avortement est devenu non seulement légal, mais obligatoire à partir de la quatrième grossesse (ailleurs, même dès la première ou la seconde).

Notre pire erreur est de vouloir légiférer sur tout, y compris sur ce qui ne relève que de la conscience de chacun. Laissons aux hommes leur liberté, leur seul bien imprescriptible. « Les lois se maintiennent en crédit, non parce qu'elles sont justes, mais parce qu'elles sont lois. ». Belle citation de Montaigne, n'est-ce pas ?

À côté de cette prodigalité de soins scrupuleux, on a martyrisé volontiers ou inconsciemment. Nos aïeux chrétiens furent persécutés alors qu'ils ne formaient encore qu'une secte, puis le christianisme, devenu religion d'État par la volonté du pouvoir temporel, persécuta à son tour ses hérétiques : schismatiques*, juifs ou athées. Toute déviance devint péché capital. Par le feu, la roue et autres tortures barbares et raffinées, les progrès de l'humanité ont été retardés d'autant. Nous refusions toute différence, donc toute évolution.

À présent que nous laissons les autres croire ce qui leur chante, nous-mêmes sommes dans le doute. Nous sommes devenus tolérants en perdant la Foi. On enterre religieusement les suicidés. Est-ce alors une culture libérale que sécrètent de telles attitudes, prélude à une décadence qui n'a plus de nom, en attendant ceux que la servitude lui accoleront : fascistes et marxistes ont déjà pris la relève.

Rien ne prouve certes que notre christianisme ne ressuscitera pas au sein de notre propre jeunesse, ou comme le pensent certains, des peuples de couleur. L'Église immobile regarde ses ennemis passer ; immortelle, elle les voit tous mourir.

Mais, toute religion, comme toute civilisation, n'est-elle pas également mortelle, pour reprendre l'expression de Paul Valéry, incroyant notoire ? Gide, lui, n'aspirait qu'à revoir un dernier printemps. La disparition de la Foi n'a guère d'importance si elle est remplacée par une autre croyance.

Trop souvent, hélas, la civilisation ne se répand que par la force et par l'occupation. Telle fut aussi l'œuvre transitoire de notre IIIème République athée, croyant encore apporter, dans le bissac de nos gendarmes, le bonheur aux peuples colonisés…

Il n'est pas de guerre de conquête sans déversement préalable de calomnies, pas de guerre civile sans dénis de justice, pas de révolution sans martyrs, pas de grands régimes sans crimes politiques, pas de réveil d'un peuple sans quelque mystique unique. La décolonisation nous a conduits à rendre justice à ces peuples qui dépendaient de nous, mais aussi à un infamant abandon de nos fidèles abusés et de nos frères récusés.

Et voici qu'aujourd'hui, de ce pays diminué, j'inclinerais à parler comme de moi-même…

« Une vie n'est rien, mais rien ne vaut une vie ». Nous ne savons guère ce que nous réserve l'au-delà. Notre foi nous pousse à croire en une vie future dans quelque communauté sainte. Nous croyons plus volontiers à une survie de l'âme, du corps mystique : ainsi le Christ, difficilement reconnu par ses disciples lorsqu'il traversait les murs pour les rejoindre.
J'accepte l'idée de persister dans l'esprit de tous ceux qui m'ont connu, sinon toujours aimé, et même l'idée que mon souvenir se fonde dans une survie d'ordre collectif, national ou religieux, mais voilà : ces ensembles eux-mêmes ont une fin.
Ou bien l'on peut dire encore que ne survivent que les œuvres, bénéfiques ou maléfiques, quoique elles-mêmes et leur sillage de conséquences n'aient qu'un temps et que seules les très grandes perdurent dans leurs effets.

Les hommes illustres savent-ils que leurs arrière-descendants ont vite oublié leurs actes d'éclat, leurs sacrifices ou leurs découvertes, même si ils en profitent ou en usent encore chaque jour ?

La plupart des œuvres d'art sont vouées à la destruction ; quant à ces sculptures ou mosaïques quasi-impérissables que l'on ne va même plus voir dans nos musées, elles meurent de n'être pas regardées.

Les monuments ont une survie parfois plus longue quand ils servent des cultes successifs et contradictoires.
La littérature de très haute volée peut ne pas retomber en poussière et poursuivre sa circulation, au prix de traductions relatives, d'une

civilisation à l'autre, mais les goûts changent ; on relègue au purgatoire des œuvres portées hier aux nues, on les oublie, on les exhume, les époussète et les affuble d'interprétations nouvelles qui finissent par se substituer à elles.
Il en va de même pour ce qui paraît pourtant le plus immortel : la musique.

Déjà les passions de nos descendants directs, de l'Atlantique à l'Oural, ne sont plus les nôtres. Que sera-ce pour d'autres peuples non européens ? Et dans l'avenir, s'il en reste un pour des civilisations renaissantes ou encore embryonnaires ?

DIEU ET LA PRIÈRE

« C'est le cœur qui sent Dieu
et non la raison »

Pascal, (*Pensées*)

La vie spirituelle n'a plus guère de raison d'être dans un monde où les notions les plus sacrées se trouvent contaminées par le matérialisme. Alors si Dieu n'existe plus, comment le prier pour lui demander d'exaucer un vœu, l'invoquer pour obtenir une grâce, la guérison d'un enfant porteur d'une grave maladie, par exemple ?

La plupart ne trouvent plus de motifs spirituels à élever leur âme, si tant est qu'ils croient encore qu'elle existe. Certaines morales prodiguent néanmoins une sorte de minimum vital de transcendance, sans référence au Dieu plus ou moins anthropomorphe des trois monothéismes.

Anachroniquement, dans l'humble imitation d'illustres exemples, je continue à honorer Dieu unique, en une ou trois personnes, auquel j'offre ma vie, mes joies, mes souffrances et mes angoisses. Comme Pascal, je parie, et je ne parierais pas si je ne l'avais déjà trouvé, sans pourtant l'avoir, comme d'autres, rencontré !

Ainsi que Mauriac, je l'implore depuis l'enfance. Ma prière, à cet âge, resta longtemps rituelle. C'était lors de nos vacances familiales à Basse-Pointe où, au repas de midi, grands et petits autour de la grande table familiale récitaient le « Benédicité » avant de savourer les bonnes choses préparées par notre grand-mère et la fidèle servante. La prière du soir était incontournable. La messe du Dimanche nous remettait encore davantage en contact avec l'Église et les leçons que nous pourrions en tirer.

L'esprit et la conscience des enfants sont souvent marqués par des comportements de certains parents, surtout lorsque ces derniers eux-mêmes ont reçu de leurs ancêtres la même éducation. Une transmission morale en somme, éducative.

Puis, l'adolescence vint en bousculer le rythme : ce n'était plus la ritournelle des vacances imposée par les parents, cet âge étant marqué par une jeunesse studieuse dont les temps morts étaient réservés aux activités sportives. Mais il restait toujours quelque chose de l'enfance, car nous vivions toujours sous les yeux de Dieu, à certains moments.

Pendant mes études, même attitude. Mais, comme le cercle de copains que nous formions avait les mêmes idées sauf celui qui était « collé » à un examen et qui rendait responsable notre Dieu ou tous les saints du Ciel.

Les années passant, ma prière adopta le rythme de mon travail ; mais il m'est arrivé d'avoir besoin d'aller dans une église pour prier Dieu. C'était une force qui me tractait vers Dieu, mais un Dieu avec lequel je conversais sur un autre ton. Sans lui adresser de reproches, je lui faisais de plus en plus souvent part de mon étonnement et de mon désarroi devant certaines anomalies qui me paraissaient intolérables, que je ne pouvais plus supporter. En même temps, mon esprit s'ouvrait à des questions graves qui commençaient à se poser à la société et au corps médical. Toutes réticences mises de côté, l'avortement de détresse et l'euthanasie de charité me poussaient à des réflexions et à des choix entre ma foi et ma conscience pour continuer de croire en un Dieu unique et bon et demander : « Mais que fait-il donc ? Comment laisse-t-il ainsi triompher le mal ? ».

Je continuais de prier, et lorsque mes pas me conduisaient vers un lieu sacré, fût-ce pour un court moment, j'y pénétrais et retrouvais une paix que je ne connaissais guère ailleurs. Séjours très courts, entrevues fugaces avec mon âme, mais sous le regard d'un être suprême, de Dieu certainement. Orgueil ou désespoir face à son silence ?

Depuis lors, ma prière ne cesse de s'élever vers lui en certaines circonstances en dépit des orages du monde et des turbulences du cœur. Mais les circonstances abjectes que nous vivons actuellement me touchent toujours autant et m'incitent à poser la même question : « Que fait-il donc ? Comment laisse-t-il ainsi triompher le mal ? ». Guerres, conflits de tous genres, famines, viols d'enfants, assassinats, violences diverses…

Le désir des âmes ne les porte-t-il pas à se donner à elles-mêmes une réponse qu'elles attribuent à Dieu ?

Je découvre mes angoisses. J'y apprends ainsi que, lorsque nous croyons dialoguer avec Dieu, nous ne nous livrons sans doute qu'à un monologue. La parole de Dieu, en nous, ne serait-elle pas l'écho de notre propre voix… un dialogue de l'âme avec elle-même ?

Dieu n'est sans doute en rien semblable à l'idée qu'on s'en fait ou s'en fera jamais.

L'ESPÉRANCE

« L'espérance
est un emprunt
fait au bonheur »

Joseph Joubert,
(*Pensées*)

Après un séjour à l'hôpital Lariboisière où j'avais été admis le 19 septembre 1996, ma sortie avait été programmée pour une date donnée : une dernière journée et une dernière nuit à y passer.

L'hôpital, la nuit, n'appartient plus à la ville. Les bâtiments modernes en béton précontraint s'enfoncent dans le sol avec le soir qui tombe. Le néon des tubes s'évapore. Au travers des stores métalliques, je vois baisser le jour et la ville disparaître. D'un coup de talon, le génie nocturne à frappé. Paris est dispersé, oublié. À l'hôpital, les horaires et la vie sont ceux du monde rural : lever six heures, coucher vingt heures. Le déclin du soleil, je le devine à une raie jaune sur le mur qui me fait face. Puis, le roulement des chariots dans les couloirs annonce le service du dîner comme autrefois les essieux grinçants des tombereaux tirés à deux chevaux en flèche prévenaient du retour à la ferme.

Dehors, si loin, ailleurs, les bureaux bourdonnent, les conducteurs s'exaspèrent dans les embouteillages. Ici règne un calme paysan. L'équipe de jour fume une cigarette dans la salle de soins. Des femmes desservent les plateaux. Derniers bruits de pas, de vaisselle, de voix. À huit heures, et pour une nuit entière, un silence lourd comme la paix des champs, va prendre la place de l'agitation urbaine. Il n'y a plus d'hôpital. Plus de corps médical, plus de patients. Le parc est retourné à la forêt, les marronniers sont redevenus des châtaigniers, les robiniers des acacias, les platanes des érables. Les parterres se creusent de sillons et les allées d'ornières. La folle avoine doit étouffer les buis taillés. Les corps tourmentés des malades cherchent la rivière du lit. Je pleure, une fois encore. Il m'est arrivé de pleurer seul, sans bruit. Un vague tintement de sonnette est couvert par le battement plus haut d'une cloche de couvent. Une chouette ulule. Habitat d'écart. Ermitage.

Il n'y a plus ni rues, ni toits, ni feux de circulation, ni enseignes de bars, ni queues devant les cinémas, ni terrasses de café, ni passants devant les vitrines, ni usagers des moyens de transports en commun. Seulement la nuit où chacun est seul, la senteur vague de la terre mouillée, le souvenir des semences qui meurent pour renaître, d'autres souvenirs, le sommet des arbres, des formes de nuages, peut-être des étoiles. Et des mots énormes, vagues, effrayants, superbes, qui flottent comme des montgolfières illuminées, abandonnées de leurs équipages au gré des courants du ciel. Le silence, l'attente, la peur, la douleur, la mort. L'espérance.

Autrement. Il y a eu, il y a encore cette peur diffuse et permanente, comme un froid dans la colonne vertébrale, qui est celle de l'annonce des maladies très graves, et qui est assez étrangement comme la peur diffuse et permanente que l'on ressent devant un grand danger.

J'ai été très bien soigné, certes. Mais pourquoi suis-je là ? Le doute omniprésent sur soi et sur les autres, sur la vie et la mort. Doute qui, à l'hôpital, se prolonge des années avec les craintes de complications, les contrôles répétés et périodiques. On passe du scanner à l'IRM. Chaque fois il faut une séance de plus, un cliché supplémentaire pour être sûr. Mais on n'est jamais sûr. Les autorités médicales commentent les clichés et concluent à la nécessité d'un nouvel examen, plus tard. Attendons. La vie comme une attente.
La leçon est : vivre, c'est survivre.

SCIENCE, CONSCIENCE ET FOI

« Le pire de tous les états de l'âme est l'indifférence ; il faut croire ; l'incroyance est la ruine non seulement des individus, mais des sociétés »

Lamennais

Il paraît que nous vivons « une grande mutation ». C'est une rengaine. Sans doute entre dans cette conviction le fait que nous avons changé de millénaire, comme si les ères et les calendriers décrétés par les hommes avaient quelque valeur. La grande peur de l'An Mil n'y serait-elle pas pour quelque chose ?

Le grand tournant remonterait plutôt à Descartes, à notre XVIIème siècle classique où se sont distillées une foi et une raison à l'état pur. Puis, les événements se sont précipités à partir de la seconde moitié du XIXème siècle et au nôtre avec l'essor de la physique, de la chimie, de la biologie. La Science allait désormais tout expliquer, rendre raison de tout.

Or, voici, hélas, qu'on en revient. Il était d'ailleurs excessif de prétendre que le savant entrant dans son laboratoire se départissait de ses mythes. Croit-on que Claude Bernard n'ait pas été poussé à concevoir la médecine expérimentale par le déterminisme*, et que Pasteur n'était pas tout aussi motivé par ses croyances quand il démontra que la génération spontanée n'existe pas ? Cela n'empêcherait ni l'un ni l'autre de rester d'une totale honnêteté scientifique. Il est de grands esprits qui, sans nier la foi dans la science ni la rejeter dans le mystère, parviennent à se hisser au plus haut niveau.
Ainsi, peut-on comprendre Charles Nicolle* avec ses doutes, ses révoltes, sa foi retrouvée ; et admirer aujourd'hui François Jacob*, vrai héros de notre époque qui pense et dit que la science ne parviendra pas à tout expliquer, elle non plus, accordant à nos croyances l'avantage de fournir aux hommes une explication, fût-elle transitoire, qui les aide à vivre et à mourir.

Rien, de fait, n'a pu jusqu'ici remplacer la foi des musulmans, l'espérance des juifs, la charité des vrais chrétiens.
Rien là qui signifie qu'on doive souhaiter la victoire complète et définitive de l'une ou l'autre de ces fois, pas plus que le succès pour le moins aussi redoutable d'un de leurs succédanés comme le marxisme : un monde unifié serait invivable.

Rien n'explique tout, à commencer par les souffrances qu'on dirait infligées gratuitement, absurdement, véritable injure à la foi en un Dieu tout-puissant et bon.

En fait, ce Dieu anthropomorphe n'existe pas ; les vues de l'Éternel n'ont rien à voir avec les nôtres qui sommes des êtres finis. Quelque explication que l'on nous fournisse sur la précarité ou l'importance de notre libre-arbitre, c'est une notion dont nous avons besoin pour nous sentir hommes. Il est plus probable que hasard, grâce et libre-arbitre transitent chez chacun d'entre nous et s'y mêlent plus ou moins harmonieusement. Il n'empêche que nous en sommes aussi fiers que de nos gênes.

L'Homme ne peut cependant se passer de la notion de liberté pour expliquer, valoriser ou punir les agissements bénéfiques ou maléfiques de ses congénères. Mais que nous importe le niveau où se situe notre liberté du moment que l'autonomie et donc la responsabilité humaine existent ? Aucune vie n'aurait de sens ni ne serait possible sans ce sentiment d'indépendance relative.

Rappelons-nous qu'identité et égalité relèvent de l'impossible tant génétiquement que biologiquement. Il n'y a jamais eu, il n'y a pas, et il n'y aura jamais deux hommes semblables, hormis les cas de jumeaux monozygotes. Il reste encore ainsi de longs et beaux jours pour les saints comme pour les criminels, tels que les hommes les conçoivent, autrement dit différemment selon les continents et les époques.

La place de notre libre arbitre, ainsi reconnue, n'en est pas moins réduite, le plus souvent, à quelques actes de notre vie quotidienne. Le poids des déterminismes, les effets d'une grâce distribuée au bon plaisir de Dieu, sont là pour nous rappeler à la plus grande humilité.
Et le salut ? Peut-on y croire dans cette tendance à la réduction des diversités, à l'unification des peuples et des langues, à la suppression spontanée des différences religieuses ou idéologiques ? Utopie, l'amour des autres à notre dissemblance ? Non, nous changerons : l'Autre ou bien nous-mêmes.

JE ME SOUVIENS...

« Mais voici, blanche et diaphane,
La Mémoire, au bout du chemin,
Qui me remet, comme Ariane,
Son peloton de fil en main. »

Théophile Gautier

Il m'aura fallu la maladie pour que je réalise tous les malheurs qui s'abattent autour. La maladie amène la réflexion quand le cerveau tient encore, et qu'il en reste quelques lueurs de lucidité !
J'ai toujours considéré la maladie comme une ennemie, une intruse monstrueuse que je refusais de fréquenter. J'en arrivais même à nier son existence. Avec elle, aucune complicité possible. C'était une présence étrangère et hostile qu'il fallait ignorer. J'avais aussi la conviction irrationnelle que j'en viendrais à bout par le simple pouvoir de mon psychisme et de mes pensées, que sa conduite à mon égard serait déterminée par ma façon de l'envisager.

Pour moi, la maladie est un prédateur féroce, issu d'une contrée lointaine et barbare, un pays que je ne veux pas connaître, et où elle s'efforce de me ramener captif. Je me dis un peu sottement que ma résistance me maintiendra en bonne santé. La maladie se vengera probablement de mon mépris. Elle a d'ailleurs déjà commencé son offensive contre moi et je sais bien qu'elle finira par l'emporter.

Cependant, certaines sensations lui échapperont toujours. Ainsi, au moment du réveil, quand on sort de cette brume, la surprise, l'émerveillement de la vie interpellent grandement.
Je viens de retrouver quelque chose d'immense qui réapparaît en moi, avec le réveil. Même quand la douleur est présente, et intense, elle se manifeste toujours avec un léger décalage. Le point central de la vie est en deçà de la douleur, de la fatigue et des atteintes physiques. N'est-ce pas la distance ultime, l'horizon accueillant, grand ouvert sur l'inconnu, l'imprévu, le mystère ?

Avec le temps, les questions doivent aller en se simplifiant. Pour la plupart, elles s'exacerbent. Mais ces questions sont plus faciles lorsqu'elles sont formulées à distance. L'homme sage, selon Socrate*, ne sait qu'une chose, et c'est qu'il ne sait pas. La véritable connaissance, c'est la conscience portée toujours à son plus haut degré d'incertitude. Le doute dilate les facultés d'étonnement, de poésie, et donc d'amour. La joie n'est rien d'autre qu'une disposition de l'âme à la joie, une joie qui déborde la personne et toutes ses certitudes.

Changement d'époque, changement de mœurs, changement de vie...

Lorsque je suis arrivé à Paris, en 1947, débarquant de ma Martinique lointaine pour poursuivre mes études, la vie était belle, même si quelques restrictions s'imposaient encore à notre façon de vivre. La fin de la guerre avait modifié les comportements, mais on sentait bien que les beaux jours revenaient.

Il n'y a pas qu'à l'Est que notre monde a changé. En trente ans, le niveau de vie des Français a triplé. Mais en trente ans, les Français ont changé bien davantage encore leur façon de vivre... Notre société n'est plus la même, qu'il s'agisse de justice, de famille, de sexualité, de patrie, d'éducation, de vacances...

Dans les années d'après guerre, la ville de Paris avait interdit à l'affichage le titre complet d'une pièce de Jean -Paul Sartre, *La P... respectueuse (« La Putain respectueuse »)*, alors que, pourtant, l'auteur était au sommet de sa notoriété ! On en est loin. La dérision appliquée à l'armée, la religion, l'amour, la vie, la mort, ne se remarque plus. Il reste seulement délicat de jouer de l'enfance, de la race, de la santé !

Oui, tout a changé. Le cas « marginal », qu'il soit déviant ou délinquant, a été systématiquement pris en considération à l'égal du cas « normal » ou même privilégié par rapport au cas normal : par les mass média, parce que cela fait de meilleurs titres. Et dans le discours politique de la gauche qui a fait l'erreur de confondre l'indispensable et juste défense des laissés-pour-compte, des oubliés, des victimes, avec le refus de juger et de soigner. Le dépistage systématique du sida a été écarté parce que certains, dont moi-même, ont voulu y voir une « connotation morale ». La IIIème République n'avait pas eu ces hésitations contre la tuberculose et la syphilis. Le résultat est de laisser au cœur du plus grand nombre davantage un sentiment de doute que de progrès. Le temps des certitudes est fini.

J'ai connu, enfant, la France que nous croyions et que le monde entier croyait toujours celle de 1918, militairement invincible. Les défilés du 14 juillet 1939 en furent le symbole. Après, très vite après, ce furent la débâcle, les populations poussant sur les routes leurs matelas dans des brouettes, les civils et les militaires se jetant dans les fossés pour éviter les bombes des avions ennemis dans le hurlement des sirènes, l'occupation étrangère, la confusion des devoirs, les héroïsmes et les trahisons volontaires ou involontaires.

L'empire colonial français, « la plus grande France » était incontesté dans son étendue, dans ses méthodes, dans ses raisons, sinon par quelques rares esprits indépendants. Sur la carte du monde affichée au fond de la classe, la tache de couleur de nos possessions d'Afrique, d'Asie, d'Amérique, d'Océanie pouvait rassurer sur notre puissance, ainsi que sur la continuité de notre histoire, la République ayant pris sur tous les continents le relais de la défunte monarchie. Nous apportions avec fierté l'Institut Pasteur, les bons pères missionnaires à larges barbes, nos héroïques pionniers, le progrès, la civilisation. En échange, les colonies devaient rapporter et fournir des soldats quand la Mère Patrie était menacée.

Les liaisons maritimes entre les Antilles et la France métropolitaine étaient assurées par des paquebots de la Compagnie Générale Transatlantique. Leur arrivée et leur départ donnaient lieu à un véritable spectacle avec chants et danses locales. Dans les lycées les garçons étaient vivement invités par les professeurs à y cotiser. Dans les établissements privés, les petites filles devaient garder le papier d'argent de leur chocolat au profit de nos bonnes œuvres en Chine.

Les villes étaient des villes, avec une place et son monument aux morts, et un cœur : et Paris, sinon dans ses barrières, du moins entouré de vastes terrains vagues et de fortifications.

Je me souviens des récits de nos aînés ou des photographies qu'ils tiraient d'un vieil album desséché par les années : les campagnes de France où l'on attelait un cheval plus honoré que les autres pour conduire en carriole la famille à la messe dominicale et où l'espoir des agriculteurs était d'avoir un fils aux Chemins de fer (la SNCF actuelle) pour la sécurité de la retraite, ou dans l'enseignement pour la promotion sociale. Tout cela se faisait, tout naturellement, sur trois générations, et sauf quelques familles de notaires, tous les Parisiens avaient un grand-père paysan.

Il semble aujourd'hui qu'il n'y ait plus ni ville, ni campagne, mais seulement des banlieues. La famille a éclaté, réduite en fait à ceux que peut contenir une voiture automobile;

Un ministère de la solidarité a bien été créé, mais il semble que chacun soit plus seul dans l'espace et dans le temps.

Les mœurs étaient étroitement contrôlées, à droite comme à gauche, morale catholique ou morale laïque, du moins publiquement. On ne parlait devant les enfants ni de sexe, ni d'argent, ni de violence. Les prêtres étaient en soutane et enseignaient le catéchisme. Les instituteurs prônaient le devoir et les vertus qui, pour eux, n'étaient pas dissociables de la République.

J'ai connu toutes les classes du Lycée Schoelcher* de Fort-de-France, de la huitième à la Philo, sans pouvoir dire exactement les opinions politiques d'un seul de mes professeurs. Le service de l'État se faisait par tradition, dans la discrétion et l'honnêteté.

La voix populaire, si on sait l'écouter, vous dira qu'elle ne regrette pas le passé, son conformisme, ses injustices, son hypocrisie. Elle vous dira que les conquêtes de 1936, les congés payés, la semaine de quarante heures et l'Office des céréales avec le quantum étaient des progrès justes, nécessaires, qu'on avait trop tardé à accomplir. Mais elle vous dira aussi qu'en profondeur la France n'aime pas plus le désordre que la réaction, que le laxisme apparent des comportements la choque et ne correspond d'ailleurs pas plus aux réalités que la pudibonderie officielle d'antan. Elle vous dira qu'elle souhaite des transfor-mations de notre société, pas des bouleversements et encore moins l'incertitude.

Encore moins l'incertitude sur le rôle, la place et l'état de chacun. Elle vous dira que les professeurs doivent progresser, et les étudiants étudier, et surtout que c'est le vague, le mensonge par omission, l'incertain qui l'inquiètent le plus. Elle veut savoir où nous sommes en ce monde et où nous allons.

Pendant des siècles, nos pays ont inventé leurs propres formes de civilisation et ont eu tendance, que ce soit en bien ou en mal, à les imposer au reste du monde. Aujourd'hui, nous ne sommes plus un modèle pour personne et même pas pour nous-mêmes.

MÉDECINE

Comportements médecins
& soignants

« Médecine d'amour
Médecine de toujours »

G. Le Breton

« Je cherche aujourd'hui dans le sein des pauvres un secours efficace de prières en reconnaissance des secours temporels que je vais tâcher de leur procurer », écrivait Philippe Hocquet, très célèbre pour sa charité envers les pauvres, en 1740, dans son ouvrage intitulé *Le Médecin.*

Une telle conception s'est bien modifiée depuis l'époque où ces quelques lignes furent écrites. L'état d'esprit du public et du corps médical a beaucoup changé : l'ère du praticien et du consultant est révolue. On ne veut plus de part et d'autre que des techniciens interchangeables. Si la majorité des spécialistes « nouvelle vague » de la santé ne succombent plus au seul appât du gain, ils refusent tout autant ce qui ressemblerait de près ou de loin à un apostolat. Leur attitude coïncide avec le désir de leurs clients d'avoir affaire à une science. Il est vrai que la formation des professionnels de santé paraît se heurter à certaines incompatibilités pratiques entre impératifs techniques et obligations humanitaires. « Science sans conscience n'est que ruine de l'âme », avait écrit Rabelais, mais conscience sans science est parfois pire encore, surtout maintenant où les progrès sont tels que les méconnaître aboutit parfois à des échecs, à sacrifier des vies. Or, rien ne vaut plus que le salut d'une vie. Un très brillant spécialiste sans âme est donc préféré à un brave médecin aux connaissances aussi restreintes qu'est manifeste sa bonté. Une fois le plus gros du danger écarté, qui n'en reviendrait d'ailleurs au second, au baume de ses paroles d'homme de cœur ?

Les soignants de tous niveaux sont des gens comme les autres, ni pires, ni meilleurs. Or, du fait de leur choix de vie, de leur vocation, nous les voudrions au-dessus de la normale. Trop, parmi nous, reconnaissent actuellement, quand on les interroge, avoir choisi leur profession par commodité : à cause de leur lieu de travail, d'une tradition familiale, de leur rejet d'autres activités moins gratifiantes, de leur penchant pour un statut social reconnu, et parfois, à bon niveau, par simple goût du lucre.

Ces motivations ne constituent pourtant pas l'essentiel. La majorité aime son métier, soit d'emblée, soit par prise de conscience progressive du rôle qui lui est dévolu. Comment expliquer alors cette

« dégradation du service » que tous ressentent aujourd'hui, malades et praticiens ?

Dans nombre de services, l'attitude du personnel dépend étroitement de celle du patron. L'exemple que donne celui-ci est la clef de la bonne marche du service et de l'état d'esprit qui y règne. Mais le chef de service est trop souvent tributaire d'une administration sans âme, et peu de médecins ont assez de force, de courage, de temps et de persévérance pour arriver à vaincre les immobilismes. A fortiori quand on leur explique que la dégradation de la situation n'est liée qu'à des difficultés d'ordre financier : on a alors tendance à le croire et à baisser les bras.

Le drame des hôpitaux réside dans l'insuffisance de personnel qualifié à certains niveaux, ce qui explique que l'on confie à des gens mal formés des tâches au-dessus de leurs moyens. Le pire, c'est que ces derniers se permettent de se croire des « petits chefs » et n'ont aucun respect pour leurs aînés… Bonne chance à eux !

Mais, est-ce leur faute ? Leur a-t-on appris les règles élémentaires de leur métier qui, en plus de la technicité qu'il réclame, doivent se garder de toute conduite douteuse envers les malades que nous sommes ?
Peut-être n'ont-ils pas compris que leurs soins ne doivent pas s'arrêter au geste pratique. Un accueil chaleureux, un geste simple, un sourire suffiraient.
Morale, éthique, où êtes-vous ?
Le pardon existe, heureusement.

J'ai eu personnellement à souffrir du comportement de certains, malgré l'apparence que je me donnais. Pourtant, je n'ai jamais recherché de favoritisme d'où qu'il vienne. Il est bien connu qu'on n'aime guère ceux qu réussissent, mieux encore qui ont réussi leur parcours et qui ne doivent leur statut social qu'à leur travail, leur conduite et leur morale exemplaire. Le mensonge les aide, c'est leur arme première.

D'année en année, on voit d'ailleurs croître le nombre de médecins absorbés par des tâches de pure administration, tandis que d'autres se consacrent exclusivement à l'enseignement théorique, comme avant la Révolution française, et d'autres encore à la recherche, parfois en faisant place, parmi leurs animaux d'expérience, à quelques malades de préférence volontaires.

Il faudrait lutter pour conserver, rendre ou donner à l'hôpital sa vraie vocation d'« Hôtel-Dieu », de lieu par excellence de la charité, telle qu'avait tenté de l'instaurer Saint Vincent de Paul au début du XVIIème siècle. Mais il est à redouter que la charité ne puisse triompher longtemps en un siècle où l'on parle de remplacer de plus en plus le thérapeute par des robots, et le don par ce donnant-donnant qu'on pare du très beau nom de solidarité.

LA LANGUE FRANÇAISE.

LA CULTURE

Quelle chance a connue la Langue latine qui, grâce à l'Église, a survécu près de deux mille ans ! Quelle erreur aussi de l'abandonner ! Langue morte, il me semble qu'elle peut encore être parlée parmi tous les peuples du monde sans difficulté.

La langue française n'aura pas la destinée du latin, non, comme le croient certains de nos cadets, parce qu'elle évolue, mais parce qu'elle redeviendra, par notre faute, un patois.

Face à ces langues expansionnistes que sont l'anglais et l'arabe, nous n'avons pas su fortifier la communauté francophone et nos jeunes ne connaissent plus d'autres poètes que ceux dont on met les vers en chansons.

Voici quelques bonnes années, à l'issue d'un cours devant une importante association d'élèves infirmières et d'assistantes sociales, l'une d'entre elles, parlant au nom de ses collègues, me dit gentiment : « En somme, nous n'avons plus rien de commun. Vous croyez en Dieu, en la Patrie, en la famille. Nous ne croyons plus en rien de cela. ». Je lui répondis qu'il nous restait encore la langue, ajoutant : « Êtes-vous prête aussi à l'abandonner ? ». Après un moment de réflexion, elle me lança : « Nous ne parlons plus la même langue que vous. ». Si on en juge par l'incompréhension réciproque, cela doit être vrai.

Que reconquérir ou préserver encore ? Moi qui suis antillais, martiniquais, je me sens aussi français qu'un Normand ou un Provençal. Malheureusement, en maintes provinces, voici que, sur le tard, certains, hostiles à toute cohésion nationale, rêvent de voir revivre leurs idiomes. Grâce à Dieu, il semble que de tels projets, issus de chapelles ou de groupuscules à l'imitation de leurs homologues parisiens, fassent long feu. L'irrédentisme des Corses, surtout, des Bretons, des Basques, des Occitans, des Alsaciens, n'a pas eu le temps de prendre une forme irréversible. Seule, la démagogie pourrait l'alimenter et le durcir.

Nous vivons dans les brouillards de la phraséologie*. Rien de récent à cela. Je me souviens encore d'Aragon, en 1946 qui souhaitait le départ des provinces artificiellement françaises et l'annexion tout

aussi réaliste de provinces étrangères mais francophones. Vieux refrain jacobin par lequel on rendrait à la France des terres qui ne lui appartiennent pas, en en bradant d'autres qui font partie de son sol, le tout en faisant fi de la volonté des populations : ainsi pourrait agir le pays défenseur du droit des peuples à disposer d'eux-mêmes !
Mais il est de ces problèmes que l'on ne saurait évoquer sans faire aussitôt dégénérer un débat dans un sens préjudiciable à la nation. Au demeurant, l'inquiétude n'est probablement pas de mise : de déconcentration en régionalisation, nous voici revenus aux provinces de l'Ancien régime : le progrès peut se faire à reculons.

Il est non moins sûr que nos descendants se dés-intéressent presque complètement de cet avenir national. Ils sont avant tout motivés par leur corporatisme. Ces corporations sont pour les uns régionales, pour d'autres nationales. Dans cette appartenance on s'exprime de plus en plus en américain. Quant aux plus humbles, ils parlent leur jargon et n'écrivent plus guère. Ils écoutent sans entendre et regardent sans voir.

Cette évolution, associée aux désinsertions de la mobilité professionnelle, explique l'ignorance dans laquelle se trouvent des familles entières du devenir de leurs ascendants, restés au pays ou peut-être bien en maison de retraite, ou même à l'asile. Liens familiaux qui se distendent, ciment de l'unité nationale qui s'effrite.
Et la culture ?

La bourgeoisie avait jadis le privilège de ces repas un peu solennels où les enfants entendaient leurs aînés discuter des problèmes du jour, de littérature, de musique, de beaux-arts, et plus ou moins d'argent. Désormais, le couvert est souvent mis pour la télévision, cette causeuse qui fait taire tout le monde. Belle démocratisation que cette uniformisation des préoccupations, de l'information, du plaisir même : peut-être la communauté nationale n'est-elle plus que cette société à la fois atomisée et programmée de télé-citoyens ?

La culture, disiez-vous ?
Elle se meurt, elle est déjà morte.

Ayant retrouvé un texte écrit par M. Maurice DRUON parlant de la « *Défense de la langue française* » (*n° 212, avril-mai-juin 2004*), j'y reconnais tout le sérieux et l'esprit du Secrétaire perpétuel de l'Académie française d'alors :

« LE FRANÇAIS EN FRANCE.
NON-ASSISTANCE A LANGUE EN DANGER »

« Il ne se passe guère de semaine que des lecteurs, affligés ou indignés par la dégradation progressive du français en France, ne me demandent : *Que fait l'Académie française pour arrêter ce glissement funeste ?* L'un d'eux, haut magistrat, qui se dit *libéré depuis peu de la galère judiciaire*, m'écrit : *Je m'étonne que la seule institution qui fasse autorité en la matière, la vôtre, ne diffuse pas, une fois l'an, une déclaration fracassante et très médiatisée aux fins de dénoncer les erreurs les plus graves de nature à précipiter l'agonie de cette langue.*

Chaque terme de cette proposition invite à com-mentaire. Et d'abord : *seule institution qui fasse autorité*. Cela est vrai, en principe. Les statuts donnés par Richelieu, en février 1635, à l'Académie assignaient à celle-ci pour principale fonction de *travailler à donner des règles certaines à notre langue et à la rendre pure, éloquente et capable de traiter les arts et les sciences.* Elle devait à cette fin composer en premier lieu un dictionnaire qui aurait le pas, *ipso facto*, sur tous autres. Cette disposition d'importance assez comparable, dans l'histoire de la langue, à celle de l'ordonnance rendue à Villers-Cotterêts par François 1er, n'a jamais été ni abrogée ni modifiée. C'est toujours l'Académie qui est censée dire la règle en matière de vocabulaire, de grammaire, de syntaxe. Mais depuis une quarantaine d'années se sont multipliés des organismes ayant pour objet, à un titre ou un autre, la protection ou la promotion de la langue française.

Commissariat général, devenu Délégation générale, Haut Conseil de la francophonie, Commission de terminologie et de néologie, Conseil supérieur de la langue française : tous répondaient à des initiatives généreuses des gouvernements de droite aussi bien que de gauche, qui les créèrent. Mais tous, d'un fonctionnement coûteux, montrèrent bientôt, au mieux, leur inutilité.

Que l'Académie y ait été représentée *de droit*, ce qui était manière de la prendre en otage, n'empêcha pas que ces organismes rognaient un peu son autorité. Elle n'était plus source unique de la règle. Et ne vit-on pas une excroissance du CNRS, l'Inalf (Institut national de la langue française), destiné à la compilation lexicale, servir de caution à M. Jospin pour imposer, contre l'avis de l'Académie, l'aberrante, la vicieuse, l'absurde féminisation des noms des fonctions ? En desservant l'Académie au lieu de s'appuyer sur elle, les pouvoirs publics n'ont pas servi la langue.

Si mon correspondant souhaite que nous diffusions chaque année *une déclaration fracassante et très médiatisée*, c'est parce que ne sont pas parvenues à sa connaissance nos décisions, mises en garde, lettres ouvertes aux ministres, adresses aux chefs du gouvernement ou de l'État, que nous publions au long des mois. Le nombre de celles que nous avons émises depuis vingt ans suffirait à faire un volume. Sont-elles assez " fracassantes", je ne sais. Elles sont en tout cas fermes et sévères. Le malheur est qu'elles ne sont pas reprises. Comment pourrait-on être *médiatisé*, quand les médias ne s'intéressent pas à vous ? L'AFP diffuse, pas toujours, nos communiqués, et généralement le fait en les abrégeant. Quelques journaux, très peu, y donnent écho ; la radio et la télévision jamais.

Il est bien aimable cet autre lecteur qui invite les *immortels* à sortir de leur *torpeur* et voudrait que l'Académie *engage tout son prestige dans une action énergique et efficace auprès des responsables de notre télévision.* Que veut-il ? Que nous prenions nos épées pour aller occuper les plateaux ?

Je préfère me tourner un peu solennellement vers M. Marc Tessier, que je sais homme de culture, pour lui demander s'il ne serait pas du devoir de la télévision de service public de réserver deux minutes par jour à une émission sur la langue. Oh ! pas en *praïme taïme* ! Nous savons trop la révérence qu'on doit à Sainte Publicité, patronne de la programmation. Pourtant une grande firme pourrait s'honorer en sponsorisant ce court programme. Le risque serait une grève des intermittents de la parole qu'on mettrait par là devant toutes leurs erreurs et bévues.

L'Académie est lente, je le concède. L'écart moyen entre les éditions de son *Dictionnaire*, depuis la fin du XVIIème siècle, est de cinquante ans. Peut-être pourrions-nous procéder d'un pas plus rapide si l'on nous en fournissait le personnel et les moyens. Mais l'Académie, cela aussi il faut le savoir, est l'institution la moins bien dotée de la République. La moindre troupe de théâtre qui va tirer les sonnettes de la Rue de Valois ou de la direction culturelle du Quai d'Orsay est plus généreusement subventionnée que nous. Nous sommes des bénévoles dont les jetons de présence ne remboursent guère que nos frais de taxis.

De toute manière, il ne servirait à rien que nous sortions une édition nouvelle chaque année. Nous avons à dire l'usage, le bon si possible, et à dénoncer le mauvais. Il faut du temps, deux ou trois décennies au moins, pour reconnaître les vocables ou les extensions de sens qui se sont vraiment installés dans la langue, et mettre en attente ceux qui, apparus une saison, en sortiront peut-être la saison suivante. La vocation de notre *Dictionnaire* n'est pas d'être un attrape-tout, mais le dictionnaire de référence pour qui veut parler et écrire un bon français. C'est à nous qu'il appartient, séculairement, d'établir les niveaux de langage. Ces niveaux sont nombreux, et là-dessus, je pense que nous sommes inégalables.

Si la définition d'un mot, d'un sens, n'est précédée d'aucune mention, c'est que ce mot ou une construction dans laquelle il entre sont recherchés, affectés, précieux, nous le signalons par *litt.* (littéraire) ou *class.* (classique). L'emploi n'en peut être que volontaire. Si le terme est vieilli, nous le mentionnons. Viennent ensuite *fam., pop., vulg., triv., arg.* (familier, populaire, vulgaire, trivial, argotique). Et si cela ne nous semble pas suffire nous ajoutons : *Il est déconseillé* par quoi nous avons remplacé l'expression de naguère *Il est bas.*

Nos premiers devanciers s'étaient proposés de *nettoyer la langue des ordures qu'elle avait contractées, ou dans la bouche du peuple, ou dans la foule du Palais, ou dans les impuretés de la chicane, ou par les mauvais usages des courtisans ignorants, ou par l'abus de ceux qui la corrompent en l'écrivant, et de ceux qui disent bien dans les chaires ce qu'il faut mais autrement qu'il ne le faut.*

Cette savoureuse nomenclature pourrait fort bien se traduire, catégorie par catégorie, dans des termes d'aujourd'hui. Vaugelas avait défini le bon usage comme *la façon de parler de la plus saine partie de la Cour, conformément à la façon d'escrire de la plus saine partie des Autheurs du temps.* C'est de cette manière que l'on continua de procéder, et que nous procédons encore. Combien de fois nous demandons-nous les uns aux autres : *Écririez-vous cela, vous ?* Et si l'on répond non, on raye. La méthode n'était pas si mauvaise puisque c'est elle qui a permis d'élever le français à ce degré de clarté, de précision, de subtilité, d'élégance, de charme, de *politesse*, au vieux sens du mot, qui en a fait, longtemps, la langue universelle, celle que toute personne cultivée se devait de connaître et se plaisait à employer, de préférence souvent à sa langue nationale. Voir le fameux concours de l'Académie de Berlin, ou les dialogues des personnages de *Guerre et Paix*. L'Europe groupait alors les grandes puissances du monde, et le français était la langue de l'Europe.

Hélas, hélas, trois fois hélas, nous n'avons pas seulement perdu notre imperium linguistique sur la diplomatie, les sciences, les techniques, l'économie mais, parallèlement ou consécutivement, nous sommes descendus, dans l'oral comme dans l'écrit, de plusieurs niveaux de langage. Vocabulaire et syntaxe se sont dégradés, désastreusement, ignoblement. Tout s'aveulit. De même qu'après l'effondrement de l'Empire romain s'installa un bas latin, de même, on dirait que la disparition de notre empire colonial a favorisé l'apparition d'un bas français.

La cause en est profonde ; elle siège dans l'âme collective. Le langage est le meilleur, le plus immédiat révélateur du caractère des individus. C'est à son parler que l'on reconnaît, tout de suite, le timide, l'autoritaire, le vantard, le généreux, l'égoïste. Mais le langage est tout aussi révélateur de la mentalité générale d'un peuple. Les Français ne respectent plus leur langue parce qu'ils ne sont plus fiers d'eux-mêmes ni de leur pays. Ils ne s'aiment plus, et ne s'aimant plus, ils n'aiment plus ce qui était l'outil de leur gloire.

Le professeur de collège qui a marqué, dans le coin d'une rédaction, *Ne fais pas le malin avec ton passé défini* méritait les galères. Responsables sont les manuels, où les questions sont formulées sans respecter l'inversion de la proposition interrogative : *Tu as fait quoi ? Tu es allé où ?* Démagogie, démagogie. Que le maître ne s'étonne pas si, à parler le langage de la cour de récréation et toujours à tutoyer l'élève, celui-ci finit par lui répondre : *Tu m'emm...*

L'élocution, la prononciation, la diction sont des enseignements oubliés. Où es-tu, Quintilien, dont les préceptes servirent de base, pendant tant de siècles, à la formation de la jeunesse ? On apprenait autrefois à parler comme on doit écrire ; aujourd'hui, on apprend à écrire comme on ne doit pas parler. Les nouvelles générations bredouillent, et même les jeunes acteurs sont souvent inaudibles.

La télévision, pour sa part, est responsable de la perte de la *politesse de la langue*. Les émissions dites de société sont la plupart du temps des bouillies de paroles où l'on touille (re-fam.) ensemble la vulgarité, le pédantisme, les énormités grammaticales, les formulations inachevées, les faux sens, les liaisons malheureuses et l'obscénité. Et c'est là ce qu'on a osé appeler l'école parallèle !

Un exemple de méfait vient d'être tout récemment fourni par M. Bernard Pivot dans sa fameuse dictée annuelle. Ah ! C'est un prodigieux organisateur de cirques littéraires que M. Pivot ; on ne peut lui contester cela, un bateleur de haute volée, un grand montreur d'ours. Il a réussi à se faire dandiner sur deux pattes, devant un micro, tous les auteurs à succès ou à demi-succès de l'époque. S'étant promu sur les écrans instituteur national, voici que, dans la grande galerie de la mairie de Paris, là où l'on reçoit les chefs d'État, et entouré de toutes les complaisances et de tous les sourires, il a récompensé devant la France béate les gagnants d'une dictée truffée d'argot : *elles ont la* pêche, *un* pep *d'enfer, de la* tchatche... *s'enrichir à tout* berzingue... *ces* meufs *très* vaches... Les *ordures* sont de retour.

La maladie égalitaire, conséquence du pire défaut français, l'envie, et moteur de toutes les révolutions, sanglantes ou non, exige qu'on aligne tout sur le bas. On a commencé par couper les têtes ; on a continué en rasant les fortunes ; on en est maintenant à décapiter le langage. Comment l'Académie française pourrait-elle, à elle seule, remonter ce courant ? Elle fait ce qu'elle peut, l'Académie. Chaque semaine elle plante quelques pieux ; elle s'efforce, à quarante bonnes volontés, d'élever des digues ; et elle assiste, désolée, à l'inondation qui recouvre les territoires de l'esprit.

Il faudrait, pour arrêter ce fléau, un grand sursaut national. Il faudrait une volonté prioritaire des pouvoirs publics, à tous étages, à partir du plus haut. Il faudrait qu'un mouvement d'opinion naquît et s'amplifiât. Il faudrait que des comités de restauration du français se formassent dans chaque ville, région ou département. Il faudrait que les candidats aux élections fussent sommés d'inscrire la défense de la langue dans leurs programmes. Il faudrait que se constituassent dans les deux assemblées des intergroupes pour le français. Il faudrait que les ministres fussent accablés d'interpellations. Il faudrait que soient imposés, dès la maternelle, des méthodes, des horaires, des exigences qui rendent place première à l'enseignement de la langue. Et en plus, ce serait sans aucune incidence budgétaire !

Il faudrait qu'une commission des manuels écartât ceux qui préconisent les relâchements. Il faudrait que les instituts de formation des maîtres fussent réformés. Il faudrait que dans le secondaire fussent dispensés des cours d'étymologie grecque et latine afin que les lycéens, et particulièrement ceux des filières scientifiques, apprissent le sens des mots. Il faudrait que les familles où l'on sait encore à peu près parler fassent des remontrances aux maîtres dont la parole se laisse aller. Il faudrait que les directeurs de journaux, accablés de courriers signalant toutes les fautes commises dans leurs colonnes, engageassent des correcteurs plus compétents et plus vigilants. Il faudrait que le Conseil supérieur de l'audiovisuel, doté de pouvoirs spéciaux, plaçât des observateurs du langage auprès des chaînes de radio et de télévision, et pût distribuer éloges et blâmes publics, allant jusqu'à interdire de soutiens publicitaires les émissions, trop offensantes pour l'honnêteté de la langue.

Mais il faudrait, d'abord, pour tout cela, que les Français se remissent à aimer la France. Si chevillée que soit en moi l'espérance, il y a des moments où je me prends à en douter. ».

Maurice DRUON,
de l'Académie française.

CIVILISATION

LITTÉRATURE

POÉSIE

IMAGINATION

« Le Poète est semblable au prince des nuées
Qui hante la tempête et se rit de l'archer,
Exilé sur le sol au milieu des huées,
Ses ailes de géant l'empêchent de marcher. »

Charles Baudelaire (*Les Fleurs du Mal*)

Le monde et la France n'ont jamais connu de tels bouleversements, de telles violences, des guerres au mépris des lois, du respect de la vie, de la charité, de la fraternité.

En France, il ne se passe pas de jour sans que la radio et la télévision ne nous apprennent des drames humains terribles : assassinats, meurtres, viols, et maintenant suicides, mais surtout suicides de jeunes en pleine force de l'âge… et le reste… Ma sensibilité est chaque fois mise à l'épreuve, et il n'est pas rare que je sois au bord des larmes.

J'approche de la fin de ce livre, et je sens bien qu'il y manque quelque chose, une conviction de ce qu'il est convenu d'appeler un ami de la poésie, chers lecteurs, que nous parlons encore un peu le même langage, que nous adorons les mêmes dieux, que nous sommes, à des grades différents, sectateurs de la même secte, la plus étrange et la moins orthodoxe de toutes.

Je me considère comme un ami de la poésie. De tout temps, j'ai écrit des petits textes, des vers, des poèmes, déjà au lycée et récemment encore dans les livres écrits et publiés depuis peu.

Je me souviens du sujet de français à mon baccalauréat de 1ère A, qui m'avait valu une excellente note venant compenser mon déficit en matières scientifiques.
« Commentez ces paroles d'Alfred de Vigny :
“ Poète, les animaux lâches vont en troupe
Le lion marche seul dans le désert,
Qu'ainsi marche toujours le poète ! ” »

Je ne sais si c'est ma dissertation dont le sujet m'a toujours poursuivi depuis tant d'années qui a entretenu cette flamme, mais j'y pense souvent d'autant plus que j'ai toujours aimé cette période des Romantiques.

Mais qu'est-ce qu'un poète ? Sinon un homme qui, sourd à toutes les injonctions de la logique, s'obstine à croire que la nuit est aussi claire que le jour, que le jour est aussi mystérieux que la nuit ; qu'il y a des mots pour arrêter ou précipiter le temps, pour apaiser les passions ou découvrir les trésors, un homme qui a besoin d'aller y voir à l'envers des choses, soupçonné d'être aussi riche que leur endroit, force pour cela l'allure de la pensée et dont toute la science maudite n'est que de savoir écouter et capter les merveilleux messages qui, à toute minute, crépitent sur les ondes à peine audibles des pays d'Outre Raison ?

Eh bien, c'est pour vous dire une chose infiniment grave, une chose qu'il vous appartient à vous plus qu'à tout autre d'entendre et à ceux à qui vous en parlerez : que nous avons sur les bras une civilisation à reconstruire. Je ne veux pas dramatiser. Je ne vous dirai pas subitement que la civilisation est morte. La vérité est que depuis longtemps elle était malade : tant de secousses lui avaient été imprimées, tant de crises graves l'avaient secouée, tant de convulsions l'avaient ébranlée, tant de commotions l'avaient frappée, qu'une grande faiblesse lui était venue. Pour ma part, je me souviens d'avoir vu les plus sages hocher la tête en sa présence et je me souviens qu'il y a fort longtemps, un homme, un poète, Paul Valéry, avait poussé un cri d'alarme et qu'il avait prononcé cette phrase restée célèbre depuis : « Nous autres, civilisations, nous savons que nous sommes mortelles. ».

Mais, en vérité, cette mort de la civilisation dont l'idée ne pouvait surprendre ni le philosophe, ni l'historien, il semblait qu'elle ne dût être longtemps encore qu'une vue de l'esprit et la pathétique angoisse d'une intelligence trop prévoyante.

Voilà. Des années ont passé ; la même voix s'est élevée de nouveau sur le monde et a jeté à tous les échos la parole terrible : « La civilisation est morte. ».

Ce qu'a proclamé la grande voix, la vieille angoisse humaine plus vive que jamais la proclame à son tour. Aussi loin que le regard, le sang, le désespoir, la mort, toutes les vertus humaines dévoyées, le courage ne se signalant que par l'homicide, l'intelligence se reconnaissant par une seule propriété ; celle d'être meurtrière, la foi et la passion, des villes qui s'effondrent, des villages dont le vent même ne sait plus le nom, des hangars couchés avec des moissons silencieuses de cadavres, des famines, et sur la face de la terre, les peuples cherchant on ne sait quel chemin sur les confins brumeux de la peur et de la folie.

Je pense et je dis qu'il faut reconstruire la civilisation. Je pense et je dis que c'est la tâche grandiose qui appartient à la France.

Mais qui suis-je pour poser de telles assertions ?
Simplement un homme âgé qui a gravi les différents échelons de la scolarité et de l'université, qui a toujours soigné ses semblables avec la même équité, et qui a acquis, au fur et à mesure du temps, l'expérience et la sagesse qui conduisent à la réflexion malgré les atteintes de la maladie.

Qu'elle est donc émouvante, l'humanité, toute nation y jouant son rôle : il y a celle qui s'affaire aux prospections de la matière, et l'autre qui est le pèlerin du ciel ; et il y a le héraut de la joie, et il y a la moissonneuse de souffrances, et il y a la marcheuse de route, et il y a la rêveuse d'oasis. Mais le tout, qui le pensera ? Mais l'homme, qui le dira ? Mais des organes isolés, qui tirera le corps vivant ?

Et je pense à l'admirable littérature française dans son comportement si singulier, si influençable, si influencé, et elle puise au Nord, et elle puise au Midi, mais en même temps si puissante et largement souveraine, qu'elle fait bénéficier de son ombre ou de son soleil et le Nord et le Midi.

L'Antiquité cherche, progresse, s'épuise, mais qui de cette gigantesque expérience tire la plus claire leçon ? C'est un Français, c'est Montaigne.

La théologie médiévale, patiemment, lourdement, s'essouffle, peine aux éternels problèmes. Et qui en dégage la vue humaine ? C'est un français, c'est Pascal.

Et voici l'armée des matérialistes anglais. Et qui de leurs cogitations fait jaillir l'incendie par quoi s'éclairera le destin de l'homme ? C'est un Français, c'est Voltaire.

Eh bien, quand une littérature se montre si docile aux influences et en même temps si protectrice, quand elle accepte si royalement de toute main grande ouverte, quand elle se veut si accueillante mais aussi si généreuse, perméable à toute l'humanité mais ouverte sur toute l'humanité, n'est-ce pas pour la nation qui l'a produite le signe d'une mystérieuse élection ?

C'est à cause de cela, c'est à cause de cette constante fonction que le monde a reconnu à la France et que la France s'est reconnue à elle-même, que je dis que cette sommation est aujourd'hui faite à la France de sauver le monde du désespoir et de la désagrégation. J'ose ajouter que ma conviction personnelle est que c'est toujours d'un excès de raison et jamais d'un excès d'imagination que les Sociétés meurent.

Et je pense que la plupart des catastrophes humaines, individuelles ou collectives, viennent de ce que, à un certain moment, les sources de l'imagination individuelle ou collective n'ont pas pu ou n'ont pas su fonctionner à la hauteur du besoin et du péril. Singulièrement, ma conviction est que si la civilisation née à la fin du Moyen Âge est aujourd'hui morte, c'est qu'elle a laissé le vertige s'emparer de l'esprit humain, sans comprendre le brusque agrandissement de l'univers par un contrepoids humain de foi, de chaleur, de tiédeur et d'enracinement.

Alors je dis qu'il faut refaire le monde.

Il faut que l'architecte rebâtisse la maison. Il faut que le citoyen rebâtisse la Cité. Il faut que l'homme politique rebâtisse l'État. Ni la main ne doit être lasse, ni la pensée ne doit s'arrêter de chercher et de fournir. Bloc sur bloc, moellon sur moellon, il faut faire jaillir du sol et lancer dans les airs un nouvel édifice qui témoigne pour l'humanité.

Je dis qu'il faut refaire le monde.

Quand je dis refaire, n'allez pas croire qu'il s'agit, en une œuvre de patiente archéologie, de déblayer les décombres, de ramasser les débris, de cimenter les ensembles, d'exhumer et de respecter les plans du passé.

Non, ce qu'il nous faut, c'est qu'avec une seule superstition, celle de la vie, de la vie qui continue certes, mais ne se répète jamais, ce qu'il nous faut, c'est chercher et découvrir la pierre d'angle jamais choisie pour ériger la demeure humaine jamais rêvée.

À moins de s'arrêter à la parole désespérée de Baudelaire lorsqu'il dit : « Le monde va finir. La seule raison pour laquelle il pourrait durer, c'est qu'il existe. Que cette raison est faible comparée à toutes celles qui annoncent le contraire, particulièrement à celle-ci : qu'est-ce que le monde a désormais à faire sous le ciel ? ». À moins de donner dans le pessimisme de l'auteur des « Fleurs du Mal », je dis qu'il faut rebâtir le monde et sur de nouveaux desseins.

Je ne me donnerai pas le ridicule des fabricants du monde nouveau. Cependant, je trahirais mes devoirs de guide bénévole, si je ne vous indiquais quelques principes généraux, quelques principes de base et d'équilibre.

Ces principes, bien des hommes d'État, bien des philosophes les ont exposés ou popularisés ; toutefois, c'est chez nos amis les poètes que nous en trouverons l'expression la plus frappante et la plus dramatique.

Le poète que j'ai choisi aujourd'hui, c'est le poète le plus dur, le plus âpre, le plus sauvage, c'est le poète moderne dans sa définition la plus authentique, je veux dire le moins bucolique et le plus infernal des poètes, c'est Arthur Rimbaud.

Dans son œuvre maîtresse, « Une saison en enfer », il y a un moment magnifique, mélodieux, un moment où les blasphèmes se modèrent, où les grincements de dents s'apaisent, où les sifflements de feu et les soupirs empestés s'éteignent, et alors monte de cette œuvre cruelle pleine de tous nos crimes et de toutes nos révoltes, monte un chant merveilleusement limpide.

Que dit-il ce chant ? Le voilà dans toute sa force ingénue et terrible : « Quand irons-nous, par-delà les grèves et les monts, saluer la naissance du travail nouveau, la sagesse nouvelle, la fuite des tyrans et des démons, la fin de la superstition, adorer les premiers ! Noël sur la Terre ? Le chant des cieux, la marche des peuples !
Esclaves, ne maudissons pas la vie. ».
Paroles merveilleuses qu'il suffit de décanter de leur charme poétique pour qu'elles deviennent l'indicatif le plus clair et le plus précis.
Oui, c'est bien ce qu'il nous faut au sortir de notre enfer : une Société de liberté vraie, de justice vraie, de fraternité vraie où dans la jubilation des cieux profonds et de son cœur insondable, l'Homme enfin conquis à lui-même salue le grand dégel de la promesse et de la joie.

Qu'il me soit permis de m'expliquer :
Oui ou non, trouverons-nous la formule originale d'une Société où ne soient permises ni l'aliénation de l'homme, ni son exploitation par son semblable ?

Oui ou non, trouverons-nous le secret d'une Société humaine si merveilleusement déliée, si ingénieusement sensible que la moindre injustice, la moindre parcelle de misère humaine y pèseront sur la conscience affinée de l'homme d'un poids insupportable ?

Oui ou non, trouverons-nous la formule d'une Société telle qu'on y verra se résoudre autrement que de manière verbale, l'antinomie de l'ordre et de la liberté ?
Oui ou non, trouverons-nous le secret d'une Morale qui ne sera pas une mutilation grossière et qui, comme remède au désordre individuel, trouvera autre chose que la névrose et l'inquiétude ?
Oui ou non, découvrirons-nous le secret d'une Société où le sens de la beauté ne sera pas le monopole de quelques artistes coupés du peuple mais où, du plus riche au plus pauvre, du plus doué au moins instruit, la poésie, selon le mot de Lautréamont*, sera faite pour tous, non pour un ?
Oui ou non, inventerons-nous une forme telle de relations humaines que l'on pourra sans naïveté exiger de la morale internationale qu'elle se confonde avec les prescriptions de la morale inter-individuelle ?
Oui ou non, créerons-nous à l'Homme une conscience si délicate que la guerre ne lui semblera pas la nécessité cruelle d'un monde imparfait, mais une pensée inconcevable ?
Oui ou non, trouverons-nous le secret d'une Société où la Science cessera de séparer l'Homme de l'Univers, de séparer l'Homme de lui-même et de son prochain, d'isoler l'Homme pour mieux l'étreindre et mieux le détruire ? De nous séparer en clans ?

Eh bien, voilà sous leur forme la plus acérée quelques-uns des dilemmes qu'il vous sera donné de résoudre ! Voilà, dans leur plus grande urgence, quelques-unes des questions dont la résolution marquera l'avènement de cette étape de l'humanité qui seule, en définitive, méritera le beau nom de Civilisation.

Eh bien, savez-vous ce qui, à ce tournant décisif, est demandé et requis ? Ce n'est pas la petite prudence qui n'a jamais évité à l'homme les grandes catastrophes. Ce n'est pas l'esprit de mesure, à propos duquel Bernanos* faisait une mise au point magistrale lorsqu'il disait :

« C'est la prudence des imbéciles que la société moderne, par un extraordinaire abus de mots qui eût frappé de stupeur les anciens Grecs, nomme l'esprit de mesure, comme s'il était d'autre mesure pour l'homme que de se donner sans mesure à des valeurs qui dépassent infiniment le champ de sa propre vie. ».

Ce qu'il nous faut, ce n'est pas la pensée froide et compassée, ce n'est ni le calcul ni le bon sens. C'est ce petit grain de folie qui faisait que Colomb mettait la voile vers quelque Inde lointaine et trouble et trouvait l'Amérique sans la permission des savants. Ce qu'il nous faut, c'est l'ivresse du départ, c'est le grand vent du large, c'est l'exaltation saline, c'est la chimère, c'est l'allégresse, c'est la découverte. Ce qu'il nous faut en cet aujourd'hui si froid et si meurtrier, c'est, pour le salut de l'homme, la levée audacieuse des vannes de l'imagination.

Seule l'imagination peut traquer le réel par l'ardeur de l'utopie, peut forcer la vue par l'éclat de la vision, peut compléter le paysage par la juxtaposition du mirage, et si j'ajoute enfin que seule l'imagination peut balayer les formes inadéquates qui ne peuvent plus véhiculer le courant de la vie, on comprendra ce que je veux dire lorsque j'affirme que seule l'imagination peut faire aujourd'hui que le monde soit autre chose q'un roc foudroyé ou qu'un écho détruit. Certes, il est des moments où l'Homme doute de lui-même. Et comment ne douterait-il point ? Son intelligence, sa force, son industrie retournées contre soi, ses grandeurs piétinées par ses petitesses, ses passions empoisonnées à leur source, la terre au devant de lui vide, au dedans, le cœur mort, mais il n'est jamais si mort en vérité que l'imagination ne puisse y exciter encore le vieux fanatisme humain pour la vie et la liberté.

Et la voilà, la puissance salvatrice. Grâce à l'imagination, il y aura toujours en l'Homme, même vaincu, même désarmé, un lieu clos où accueillir dans un retentissement inépuisable et fécond, la parole qui délivre, la parole qui guérit, la parole qui fait parfois que les morts sortent de leurs tombes, que des peuples brisent les fers de l'esclavage et que des races maudites lèvent subitement un front pur et vainqueur sous la voûte des enfers :

Est-ce la pensée du poète que j'énonce ou suis-je en proie au délire ?
« ... Et ces choses que soudain j'aperçois, que signifient-elles ?

Comme si quelque miracle, quelque divine main désillait mes yeux.
De vastes formes ombreuses me sourient à travers l'air et le ciel.
Et sur les vagues lointaines voguent des navires sans nombre.
Et j'entends en des langues nouvelles des hymnes qui me saluent. ».

Si je vous lis ces vers, amis lecteurs, c'est parce que je sais qu'ils sont de ceux qui peuvent éveiller en vous un sentiment d'audacieuse complicité. Et c'est parce que, j'en suis convaincu, que je suis heureux de vous parler aujourd'hui.

Si c'est à vous qu'il convient d'entendre les grandes plaintes, c'est aussi à vous qu'il convient de répéter les paroles des découvreurs d'horizon.

C'est à vous qu'il appartient de recueillir les dernières paroles de ceux pour qui le monde se défait ou se refait avec des battements d'ailes et des plissements de lumière.

C'est à vous qu'il convient d'entendre le testament de ceux qui disent avec notre grand poète Apollinaire* :

« Soyez indulgents quand vous vous comparez
À ceux qui furent la perfection de l'ordre.
Nous qui quêtons partout l'aventure
Nous ne sommes pas vos ennemis ;
Nous voulons vous donner de vastes et d'étranges domaines
Où le mystère en fleurs s'offre à qui veut le cueillir.
Il y a des feux nouveaux, des couleurs jamais vues,
Mille phantasmes impondérables
Auxquels il faut donner de la réalité.

Nous voulons explorer la bonté, contrée énorme où tout se tait.
Il y a aussi le temps qu'on peut chasser ou faire revenir,
Pitié pour nous qui combattons toujours aux frontières
De l'illimité et de l'avenir,
Pitié pour nos erreurs, pitié pour nos pêchés. ».

LES RÊVES

LA CLEF DES SONGES

Cela faisait longtemps que je n'avais pas rêvé. Et puis depuis quelques semaines mes nuits sont entrecouopées par des images agréables parfois que j'attribue à une imagination trop sollicitée qui prend le dessus sur la réalité. D'autres fois, c'est la remontéeà la surface d'un problème auquel je suis confronté.

Mais les rêves laissent souvent après leur évanouis-sement une fatigue qui succède à la sensation de bien-être.

Alors je ne comprends plus, je ne fonctionne plus. Quelque chose en moi se désagrège. Je me sens comme englué. J'étouffe, prisonnier d'une toile d'araignée que je tisse moi-même à mesure. A chaque semblant d'espoir, à chaque brin de clarté, je me remets à espérer, à palpiter, puis cruellement tout cela se défait et je me retrouve comme avant, incapable d'avancer, rivé au sol.

Que dois-je faire ? Faut-il que je renonce à tout ? Pour quoi faire ? Pourquoi ces refus dans ma vie ? Je suis en train de me perdre. J'ai peur de me dissoudre. Je cherche un centre, ma direction, mon but. Il y a urgence à agir. Je dois comprendre pourquoi je vis, pourquoi je suis passé à travers la maladie, la mort et surtout pourquoi je suis revenu. Ma force s'écoule de mon cœur alors qu'à chaque jour elle devrait en jaillir et se recréer ainsi elle-même.

Je suis une voix qui n'a pas de mots ; je suis une musique qui n'est pas jouée ; mais serais-je incapable de cristalliser mon espace.

J'ai longtemps pensé que j'étais une vaste demeure, comme celle des chevaliers anciens où siégeait une grande table dont j'occupais l'extrémité, entourée sur ses côtés de ceux que j'aimais, avec, à ses murs, accrochés divers trophées conquis lors des joutes au Moyen-Âge. Ce n'était pas vrai, j'étais une passerelle, un pont.

J'ai pensé être arrivé à bon port, pouvoir m'asseoir, m'installer, me reposer. Ce n'était pas vrai. Je suis un pont. Je me suis voulu plein, rond et complet, et achevé. Ce n'était pas vrai, je suis une ligneextension en constante fonction. Je suis un fil tendu vers la lumière d'un autre espace. Je suis un pont.

Je me découvre renouvelable, infatigable, jamais rassasié, jamais terminé, toujours en attention. Je suis cette passerelle fragile qu'on lance pour relier les montagnes, pour relier les mondes. C'est le risque, mais quel beau risque ! Celui d'enlever une à une toutes les enveloppes protectrices et de plonger dans le vide. Le risque de courir pieds nus et sans filet sur la pointe du cœur. Libre. Enfin.

Je me découvre pont-rivière dans la fluidité des gestes d'amour. Je suis pont suspendu quand je fais traverser un enfant, un adolescent, un jeune, vers l'autre rive, celle de l'espoir. Je suis pont-tunnel pour labourer l'intérieur et pour préparer la germination des semences nouvelles. Je suis pont-levis qui s'ouvre et se referme dans le silence et l'attente.

De pont en pont, j'apprends l'art d'être un bâtisseur de ponts. A chaque nouveau pont, je découvre un peu plus la route, ma route, un chemin magique. Et voilà que je croise d'autres bâtisseurs de ponts qui, eux aussi, lancent des fils-lumière dans le temps. Devenus ponts-relais, nous nous aimons déjà d'amour.

Puis, régénérés, unifiés, rafraichis, nous repartons et continuons dans mille autres directions différentes.

Un jour, quand tous les points de contact seront rétablis, tous nos liens refaits, tous nos corps et nos âmes apprivoisés, quand nous nous retrouverons parents et émerveillés de l'être, quand tous les ponts seront ouverts, quand nous ne serons plus qu'un immense et splendide pont-soleil rayonnant dans tous les sens, il se passera autre chose…
Un autre monde, un autre temps, un lien enfin…
Ce jour-là, un autre pont s'avancera vers nous et scellera notre union dans l'espérance.

LE PARDON

« On nous prêche beaucoup
Le pardon des offenses »

J.-J. Rousseau

Le pardon n'est pas précisément une valeur à la mode. Peut-être est-il contaminé par la méfiance qui s'attache maintenant aux « amnisties » et autres « prescriptions » ; ou par le doute quant au caractère « imprescriptible » de certains droits ou crimes. Peut-être est-il trop piégé entre la rancune et l'oubli. Le pardon serait ici un terme hypocrite pour désigner les « oubliettes » de la vie. Peut-être enfin est-il trop compromis avec des notions religieuses obscures, comme le « péché », la « rémission », l'« absolution », la « rédemption ».

Il semble que cette notion de pardon est difficile à comprendre, donc à transmettre, même si elle nous semble d'une grande et certaine évidence.

Certains, dont les psychanalystes, hésitent parfois à utiliser la notion de pardon car elle peut être mal comprise et évoquer une démarche morale sous-entendue par une attitude masochiste. Pourtant, j'ai rencontré des personnes âgées qui abordaient d'elles-mêmes cette notion. En repensant à l'ensemble de leur vie, elles éprouvaient le besoin de faire une « démarche de pardon », non pas dans l'idée de se faire pardonner quelque chose, mais pour essayer de pardonner intérieurement à une personne qui les avaient blessées, même si cette dernière ne s'attendait aucunement à être pardonnée, on n'y attachait aucune importance.

Une démarche de pardon a été décrite par T. Guénard* dans « *Plus fort que la haine* ». T. Guénard, qui avait été gravement maltraité pendant son enfance par son père et sa mère, a décrit le cheminement intérieur qu'il a effectué pour trouver la force de vivre : « Pardonner, ce n'est pas oublier. C'est accepter de vivre en paix avec l'offense. Difficile quand la blessure a traversé tout l'être jusqu'à marquer le corps comme un tatouage de mort… Pour pardonner, il faut se souvenir. Une blessure cachée s'infecte et distille son poison. Il faut qu'elle soit regardée, écoutée pour devenir source de vie. Je témoigne qu'il n'y a pas de blessure qui ne puisse être lentement cicatrisée par l'amour ».

<u>Autres appréciations</u> :

- Alfred Capus* écrivait :
« Dans le pardon d'une femme, il y a de la vertu ; mais dans celui de l'homme, il y a du vice. ».

- Chateaubriand lui, dans les « *Mémoires d'Outre-tombe* », disait : « L'âme supérieure n'est pas celle qui pardonne, c'est celle qui n'a pas besoin de pardon. ».
- Alexandre Dumas fils écrivait : « Le pardon, vous savez ce que c'est ? C'est l'indifférence pour ce qui ne touche pas » et, dans « *La Dame aux Camélias* », il ajoutait : « Les hommes seuls ont la force de ne pas pardonner. ».
- Pour Montesquieu : « Je pardonne aisément par la raison que je ne sais pas haïr. Il me semble que la haine est douloureuse. ».
- Et pour Madame de Staël « Comprendre c'est pardonner ».

Pour moi, le plus bel exemple de pardon, je l'ai tiré des « *Misérables* » de Victor Hugo. Dans le chapitre intitulé « Le regard de Jean Valjean* », il est écrit : « Comme le père et la sœur allaient se lever de table, on frappa à la porte.

- Entrez, dit l'évêque.

La porte s'ouvrit. Un groupe étrange et violent apparut sur le seuil. Trois hommes en tenaient un quatrième au collet. Les trois hommes étaient des gendarmes ; l'autre était Jean Valjean.
Un brigadier de gendarmerie, qui semblait conduire le groupe, était près de la porte. Il entra et s'avança vers l'évêque en faisant le salut militaire.

- Monseigneur, dit-il…

A ce mot, Jean Valjean, qui était morne et semblait abattu, releva la tête d'un air stupéfait.

- Monseigneur ! murmura-t-il. Ce n'est donc pas le curé.
- Silence, dit un gendarme, c'est Monseigneur l'évêque.

Cependant Monseigneur Bienvenu s'était approché aussi vivement que son grand âge le lui permettait.

- Ah, vous voilà ! s'écria-t-il, en regardant Jean Valjean. Je suis aise de vous voir. Eh bien, mais ! Je vous avais donné les chandeliers aussi, qui sont en argent comme le reste et dont vous pourrez bien avoir deux cents francs. Pourquoi ne les avez-vous pas emportés avec vos couverts ?

Jean Valjean ouvrit les yeux et regarda le vénérable évêque avec une expression qu'aucune langue humaine ne pourrait rendre.

Dans ce monde incertain, étouffant, plein de contradictions, comment accepter notre vie sinon en se donnant aux autres, en accordant des bons points et le pardon.

DE TOUT CELA, IL RÉSULTE LES RÉFLEXIONS SUIVANTES

Nous savons quelque chose de certain, nous qui pouvons quelque chose de positif, qui pensons et agissons sous le contrôle perpétuel de nos actes : notre profession est l'une des plus entières qui soient. Elle exige l'existence et la défense de l'Homme complet.

Nous devons, en fonction des résultats acquis par notre profession en quelques décennies tant par les réformes de notre Art que par le sérieux de ceux qui les appliquent, célébrer la puissance toujours plus grande de cet Art, les mérites insignes - le mot n'est pas trop fort - des artistes que nous sommes, les talents, les vertus, les bienfaits que nous répandons. Les chefs d'œuvre de nos mains sont les seuls, à mon sens, dont la valeur s'impose sous deux espèces : ils se font admirer des connaisseurs ; ils se font bénir par bien d'autres.

Que dire à des confrères de tous âges, moi qui suis au déclin de mon existence et plus encore, moi qui n'ai cessé d'haranguer mes élèves pendant leur vie d'étudiants et même souvent plus tard ? Que leur dire qui touche à l'art dentaire, car c'est bien d'art qu'il s'agit.

Mais ce sont des gens habitués à tous les aveux, et même qui ne s'en contentent pas. Ils vont chercher le vrai où il se trouve. Ils mettent les yeux et les mains dans les bouches pour en trouver les défauts et les réparer.
Élucider la misère de cette partie hautement symbolique du corps, trouver le mal parfois sous les plus brillantes apparences sociales, reconnaître le ver qui ronge la beauté est leur propre affaire. Dès lors, à quoi bon dissimuler devant eux ? Devant vous.

Voyez-vous, notre noble profession est tantôt une science, tantôt un art ; mais tantôt, c'est le pathétique qui s'y attache. Ne sommes-nous pas les ministres les plus entreprenants de la volonté de paraître ? Mais aussi ne faisons-nous pas trembler ? Il y a tous les jours des regards anxieux vers les nôtres qui désirent et qui redoutent d'y lire la pensée. C'est une étrangeté de notre condition que de répandre la crainte et de porter le salut.

Sans doute l'évocation de nos actes n'est plus aussi terrifiante que jadis. C'était l'extrême urgence et presque le désespoir qui avaient alors l'initiative des opérations. Mais, comme nos actes, principalement nos actes chirurgicaux, ont depuis ce temps grandi en puissance, en hardiesse, en moyens, et en résultats, la fréquence et la sûreté de leur intervention ont, dans la même proportion, modifié le sentiment public à leur égard. L'opinion a suivi nos étonnants progrès. Si l'Histoire s'inquiétait un peu plus qu'elle ne le fait des choses de la vie même, elle noterait cette remarquable évolution des esprits.

C'est à nous qu'il appartient d'appliquer l'intelligence, l'industrie, les facultés d'inventions de l'espèce humaine à la réparation des pièces vivantes de l'individu. Et c'est bien là une action contre nature ; mais à laquelle la nature offrait cependant une chance d'heureux succès qui rendit possible notre entreprise. Elle consent à retisser certains tissus, à coudre et recoudre ; elle cicatrise ; elle refait de l'os. Magnifique, non !

Notre témérité raisonnée, et si souvent heureuse, exige la réunion et la coordination, dans un homme, des vertus les plus diverses et les plus rarement assemblées.

Je pense quelquefois à toutes les virtualités que notre journée de travail doit tenir disponibles en nous, prêtes à passer de la capacité à l'acte, du problème inattendu à la décision, de la décision à l'exécution, sous pression morale, parfois sociale et parfois sentimentale.

Puis l'action même : le cas particulier, non prévisible parfois au départ, se substituant sous nos yeux, par nos mains, au type classique, didactique ; et la réalité telle quelle, se révélant, confirmant ou infirmant plus ou moins l'idée que l'on s'était faite par le diagnostic et les différents examens. Là, l'imprévu : les découvertes plus ou moins fâcheuses ; de nouvelles décisions à improviser, suivies de l'acte immédiat ; avec toujours en tête le principe de ne pas nuire : « Primum non nocere* ».

Tout cela demande un riche recueil de facultés, une mémoire prompte et pleine, une science sûre, un caractère soutenu, une présence d'esprit vive, une résistance physique et nerveuse, une précision des gestes si peu commune, que la coïncidence de tant de ressources distinctes dans un même individu fait du praticien, le chirurgien surtout, un cas tout à fait peu probable à observer, et contre l'existence duquel il serait prudent de parier.

Mais nous savons bien que celui qui sait de nous ce que tous en savent, ne manque pas, quand il pense à nous, de nous imaginer dans l'exercice de fonctions qui s'accomplissent aujourd'hui avec un cérémonial quasi religieux, dans un environnement de métal poli et luisant et de linge immaculé. Rappelez-vous le passé...

Un ancien des nôtres revenu de je ne sais où qui nous verrait dans notre grave tâche, casaqués et masqués comme cela se fait maintenant, une lampe merveilleuse fixée au front, entourés d'aides ou d'élèves attentifs agissant comme d'après un rituel minutieux sur un patient insensibilisé ou sur un être plongé dans un sommeil magique, offrant à nos mains gantées la zone à modifier, à remodeler, croirait assister à un sacrifice, à un rituel peu ordinaire antique.

Mais ce cérémonial ne saurait être sans la rigueur que l'asepsie exige, c'est-à-dire l'éloignement de toutes souillures, préservation d'une certaine pureté chère à Pasteur.

Une fois ces préparatifs terminés nous entrerons dans le vif du sujet et notre premier adversaire sera le sang. Ce genre de choc n'aura pas de prise sur nous. Nous vivrons dans le sang, dans les humeurs, dans l'os atteint par l'infection et la nécrose ; nous entretenons une relation permanente avec l'anxiété, la douleur, la mort même parfois si elle nous vient à l'esprit lorsqu'un accident d'anesthésie peut survenir. Les excitants les plus énergiques de nos résonances affectives nous accompagnent. Enfin, nous assumons à chaque instant de lourdes responsabilités souvent dans des circonstances délicates.

Alors, sommes-nous des êtres à part, des êtres séparés et extraordinaires que certains admirent plus que de raison. Je ne le crois pas. Nous remplissons seulement la fonction que nous avons choisie, mais l'être du praticien inspire la considération dont je viens de parler par l'assemblage en lui de toutes les compétences qui sont indispensables à l'exercice de notre art ; il y a quelque chose encore qui émerveille certains en nous, une toute autre condition qui est peut-être moins généralement remarquée que toutes les particularités de notre état que j'ai moi-même relevées.

Je me trouve donc dans l'esprit une certaine énigme à mon sujet quand je viens à me considérer dans ma propre nature humaine, rien qu'humaine, c'est-à-dire dans ma vie de tous les jours, non professionnelle.

Nous portons et supportons des choses sévères, poignantes, souvent chargées de perplexités et d'émotions. Mais nous portons aussi notre savoir parce qu'acquis par une connaissance toujours plus précise de la matière sur laquelle nous travaillons, sur la structure et les ressorts de l'être humain que la recherche, en perpétuelle évolution, en constante mutation, nous apprend à connaître.

Nous savons que la Science et la Nature s'accom-modent l'une de l'autre en nous. Notre inhumanité intellectuelle et technique, oserai-je dire, se concilie fort heureusement avec notre humanité parfois tendre, compatissante et nous ouvre les bras à une forme de vie porteuse d'amour.

Lequel d'entre nous n'a pas éprouvé pareil sentiment après une intervention chirurgicale difficile, ou la réalisation d'une pièce prothétique réussie, tant fonction-nellement qu'artistiquement, d'un magnifique traitement canalaire*.

C'est que notre métier dans toute sa variété, ses diversités, est œuvre d'artiste.

Mais, qu'est-ce qu'un artiste ?

N'est-il pas avant tout un exécuteur de sa pensée, de ses visions, de ses aspirations, quand cette pensée, ces visions, ces aspirations, peuvent se réaliser de plusieurs manières ?

C'est là que la personnalité intervient dans l'acte lui-même. Et même si l'acte opératoire en soi garde sa propre identité, il y a plus d'une manière de tailler, de recoudre, de prélever tel fragment osseux, de le replacer dans telle position et de s'en servir de telle ou telle façon pour remodeler une mâchoire, ou peut-être pour l'aider à supporter plus tard un ou plusieurs piliers, voire un ou plusieurs implants, supports combien importants pour le reste.

L'Art dentaire, dénomination longuement en usage surtout à l'époque où le rôle du dentiste était limité à l'extraction des dents malades et douloureuses, à quelques obturations simples, encore employées parfois, a subi bien des modifications avec le temps.

Ce n'est pas un hasard si l'évolution des choses a tendance à remplacer ces deux mots par chirurgie dentaire. Cette notion de chirurgie met bien en valeur certains actes que le praticien d'aujourd'hui est amené à pratiquer en toute légalité.

Les progrès de la connaissance dans les domaines de la biologie, de la médecine et de la santé, la modification et le perfectionnement du cycle des études ont abouti à une immense transformation de cette chirurgie dentaire qui s'est intégrée tout naturellement dans cette démarche. Son évolution a abouti à une vraie profession médicale, avec ses facultés, son corps professoral universitaire, son enseignement supérieur, ses doctorats, le développement de son Académie qui, reconnue d'utilité publique en 1964, deviendra Académie Nationale.

Le nom même de notre profession, bien qu'il fut modifié et qu'il risque encore de l'être dans le temps, met en évidence le pouvoir de Faire qui est le propre de la main. La nôtre est habile, experte dans les gestes à accomplir.

Tout homme se sert de ses mains, mais la nôtre s'applique à guérir. Il faut des mains pour contrarier le cours des choses, pour modifier les corps, les forcer à se conformer à nos projets les plus arbitraires et les plus fous : une greffe de visage, avec les contours osseux des maxillaires et des dents reconstruits, n'est-ce pas un miracle de la main ? Combien de nœuds, de fils faut-il faire pour arriver à ce résultat ? Et dans la série animale, combien d'êtres autres que l'Homme peuvent-ils faire un nœud de fils?

Mais, parmi toutes les notions qui dérivent de la généralité par laquelle cette main se distingue des organes qui ne savent faire qu'une seule chose, il en est une dont le nom s'associe étroitement à celui de la chirurgie, et pour nous, de la chirurgie dentaire et de ses annexes.

La chirurgie est l'art de faire une opération. Mais, qu'est-ce qu'une opération ? C'est une transformation obtenue par des actes bien distincts les uns des autres mais qui se suivent dans un certain ordre vers un but déterminé. Le praticien transforme l'état d'un organisme. C'est dire que, dans une certaine mesure, il touche à la vie. Quand la main distingue l'Homme des autres vivants, ainsi les voies abstraites distinguent le procédé de l'intelligence des modes de transformation de la nature.

Mais les rapides vicissitudes de la thérapeutique ne vont-elles pas avec l'état particulièrement significatif de la Science ? Il me semble que cet état peut se résumer ainsi : nous avons acquis une connaissance indirecte qui procède par relais et qui nous communique, comme par signaux, ce qui se passe dans les ordres de grandeur si éloignés de ceux qui ont quelques rapports avec nos sens, que les notions de toute espèce selon lesquelles, nous pensions, le monde n'a plus de prises.

Voilà les quelques remarques que je souhaite faire à mes lecteurs, et surtout aux plus jeunes, aux Étudiants, et à ceux qui voudront embrasser notre voie.

Ces progrès sont tels que j'y vois l'un des aspects les plus nobles, les plus révélateurs et les plus passionnants de cette extraordinaire aventure de la race humaine qui s'accélère et semble s'exaspérer depuis quelques années.

Si, d'une part, nous devons constater dans les êtres et les événements les symptômes les plus graves, je ne sais quels délires, quelles manifestations tétaniques et quelles alternatives rapides d'excitation et de dépression, si l'on se sent trop souvent le témoin des derniers moments d'une civilisation qui semble vouloir finir dans le plus grand luxe des moyens de détruire et de se détruire, il est bon de se tourner vers les hommes qui ne retiennent des découvertes, des méthodes et des progrès techniques que ceux qu'ils peuvent appliquer au soulagement et au salut de leurs semblables.

Nous voilà à la fin de l'ouvrage. Comment conclure ?

La première partie, qui regroupe plusieurs chapitres, traite de sujets graves et qui ont évolué avec le temps. Je les ai mis à jour, en même temps que j'y ai ajouté le fruit de mes réflexions, acquises par la puissance de se replier sur elles-mêmes, de les examiner, de les modifier ou de les combiner de diverses manières.

La deuxième partie aborde des thèmes où la Médecine, la Philosophie, la Théologie même sont souvent mêlées pour aboutir à des idées acceptables à tous.

Les Vertus chrétiennes ont progressé dans le monde : le sentiment d'égalité, le respect de l'individu, une certaine disposition à l'amour du prochain, une condamnation de la violence. Tout cela est aidé beaucoup par les associations qui prêchent la Charité qui, elle, s'est développée dans une société sensibilisée à son thème. S'il nous arrive de la haïr, c'est qu'elle n'est pas au niveau de Charité que nous espérions : les pauvres sont encore trop démunis et les riches ont encore trop de privilèges. La crise économique planétaire provoque des régressions brutales et bien des phénomènes monstrueux indissociables du chômage, de l'exclusion, de la misère. Mais, dans l'ensemble, nous nous mobilisons plus facilement, nous sommes plus vigilants, plus réceptifs, nos cœurs s'ouvrent davantage à la compassion.

L'Église elle-même a consenti un gros effort de rapprochement et de compréhension envers les autres traditions, entraînant un courant œcuménique certain.

La Foi, je l'ai rencontrée au sortir du coma qui avait compliqué mon AVC en 1996. Je ne pense pas qu'elle est comparable à celle des moines contemplatifs dont la vie et les actes sont en adéquation avec leur foi. Mais la mienne, même si elle n'a pas la même valeur apparente, m'a montré une nouvelle vie, une admirable discipline de toute une existence. Cette image ne m'a jamais quitté même si le temps l'a dissipée parfois.

L'ascèse de ces moines les a totalement transformés. Passés dans un autre monde, plus transparent et plus réel que le nôtre, admirable discipline de toute une existence, l'idée de la mort ne peut plus les atteindre.

Rien à voir avec ma croyance et ma foi. Ma sortie du coma, que j'ai toujours considérée comme un miracle, tant les médecins eux-mêmes étaient pessimistes sur mon cas, avait marqué mon cerveau et ma conscience, et représentait à mes yeux un signal fort destiné à raviver ce que j'avais tiré d'une éducation catholique venue de toutes parts, familles, associations diverses, rencontres avec des gens d'église qui, sans me forcer, me laissaient, sans en avoir l'air, quelques paroles, préludes au discernement et à l'intelligence. Il est bon et réconfortant de se sentir parmi des gens qui ont la foi. Croire est une grâce. Il n'est pas nécessaire de comprendre pour croire. Pascal lui-même n'avait-il pas renoncé à son intelligence pour se consacrer entièrement à sa foi ?

La question religieuse débouche pour moi par la conquête d'une sagesse. Je l'ai acquise au fur et à mesure de l'âge et du temps. Victor Hugo écrivait comme on prie et le Verbe le lui rendait au centuple.

Je répète souvent que je ne comprends pas la punition de Dieu. Après une vie que je dirai saine physiquement et moralement, où je n'ai cherché que le bien des autres, leur apportant aide et soutien, me voilà atteint d'une maladie invalidante alors que mon AVC ne m'avait laissé que peu de séquelles, qui avaient disparu avec le temps et une surveillance quotidienne.

« Il n'y a pas de punitions, m'expliquait-on. Il n'y a que des purifications ».

Moi qui ai toujours cherché la réalité de la présence divine, je me sentais injustement pénalisé, bafoué, humilié. Ou peut-être ne suis-je pas capable de reconnaître cette présence. Rien ne compense l'absence de foi, sauf la prière intense qui, parfois, permet de l'atteindre.

Faut-il croire à la survie, à une vie après la vie, c'est-à-dire une éternité de la personne, à la pérennité d'un esprit individuel ? J'y réfléchis souvent. Parfois j'y trouve la réponse. J'y crois. Quelque temps après, mes arguments se démontent et je doute.

La notion de vie éternelle selon la théologie chrétienne est difficile à comprendre, même pour un catholique, habitué à entendre lors des offices de telles formules exprimant ce mouvement de l'âme et consacrées par le culte et la liturgie. « L'éternité, c'est long, disait Céline*, surtout vers la fin ! ». Cela ne procède-t-il pas à ce que nous gardons dans notre moi et que l'orgueil nous empêche d'étaler au grand jour : « Je ne veux pas mourir ».

L'âge apporte la sagesse ; en même temps il nous rapproche de l'échéance fatale. Je me suis accoutumé à l'idée que je mourrai. Malgré tout je suis heureux. Un bonheur que je ne comprends pas moi-même, sauf celui qu'une vie réussie m'a apporté tout au long des années : vie familiale heureuse, sans drame, pleine d'affections et d'amour. Vie professionnelle intense m'ayant porté à de très hautes fonctions, et surtout m'ayant permis de former autour de moi des étudiants rigoureux dans l'application des principes pédagogiques que je leur inculquais, une véritable École en somme.

Qu'emporterai-je dans mon dernier voyage ?

Je ne crois pas en un Au-Delà avec des anges auréolés et sonnant de la trompette. Mais il y a autre chose que cette existence.

Qu'emporterai-je dans mon dernier voyage ?

La nature exubérante et folle de ma chère Martinique, ses mornes* et ses fonds, ses mystères, son soleil, la beauté de ses couchers sur une mer d'un bleu magnifique et grandiose qui change de façon permanente en fonction des éléments, la pluie, les vents, les orages.

J'emporterai la douleur des malades et leur conva-lescence, leur santé nouvelle et le temps retrouvé de l'harmonie. J'emporterai des alliances entre la Science et l'Amour, entre la Science et la Culture. L'alliance entre la Recherche, qui nous a tant apporté, du soignant et de la modestie.

J'emporterai, sans nul doute, la photo de Gilles-Olivier Silvagni, alors Président de « Solidarité Plus », avec lequel j'ai travaillé pendant des années sur les questions difficiles posées par le Sida. Que d'heures passées à étudier des dossiers d'où émergeaient des points forts et des pistes de travail : la prévention, la discrimination, la solidarité et l'espoir, cet espoir qui, pour nous, n'avait rien d'insensé. Les résultats obtenus nous ont donné souvent raison.

Nous avons à choisir entre deux visions que pourrait laisser notre départ vers l'éternel :

Rien. Nous ne laisserons rien. Pas plus que la mer ne garde un signe de notre passage. « Labourer la mer sans moisson », disait Homère*.

Oui, un temps, la tristesse des proches qui, parfois, auront l'impression que nous sommes encore parmi eux, qui s'arrêteront, touchés par l'émotion, sur un mot, une citation, un geste, un objet, en se souvenant que nous l'avions prononcé, fait, aimé. Tous ceux que nous avons connus, qui nous ont connus, et nos enfants, et les enfants de nos enfants qui riront et pleureront comme nous en pensant à nous. Mais viendra un jour où, même dans les souvenirs, nous ne serons plus que des fantômes sans épaisseur, desséchés et écrasés entre les pages du gros dictionnaire, ou deux lignes dans un annuaire. Peut-être un mur consolidé, un arbre planté, une aventure racontée, témoigneront encore pour nous. Plus tard, quand nos biens et nos os auront été dispersés. Peut-être quelques pages et des morceaux de livres rescapés serviront à un jeune professeur dont on vantera les qualités originales de chercheur à écrire une thèse sur les dernières années du 20ème siècle et les premières du 21ème. Mais la bonne fortune d'être encore présent dans quelques millénaires est de tomber dans une crevasse en haute montagne. Les savants discuteront pour savoir si l'atrophie de l'humérus gauche correspond à un signe religieux chez une population où cette partie du bras aura été le siège de l'âme (c'est dans cette partie humérale du bras qu'avait été créée ma fistule artério-veineuse) ; interprétation spiritualiste violemment combattue par l'école fonctionnaliste pour laquelle il ne peut s'agir que d'un signe selon lequel c'est la fonction qui crée l'organe (quel respect j'ai eu pendant des années pour cette fistule artério-veineuse : pas de traumatisme, pas d'effort à lui demander…). Plus loin, plus tard encore, dans une autre planète, peut-être quelques mots mal orthographiés et un fragment de métatarse conduiront à d'autres débats linguistiques, ethnologiques, archéologiques et puis tout disparaîtra parce que le niveau de la mer sera brutalement monté sur cette terre ou que la vie se sera portée ailleurs.

Ceux qui ont cru qu'ils pouvaient dès maintenant se donner la satisfaction fondamentale de savoir à quoi servirait leur vie se sont trompés et ont tué beaucoup de leurs semblables. « Les hommes font l'histoire mais ne savent pas l'histoire qu'ils font. ». Qui peut encore condamner ou justifier en invoquant l'avenir ?

La deuxième vision c'est qu'il faut attendre.
Comment savoir, alors que le bruit du monde qui nous entoure n'est qu'un bourdonnement comme celui que les enfants entendent en collant leur oreille à un coquillage.
Comment juger, alors qu'il n'y a d'autre rumeur que celle de la mer qui brise, gronde, murmure et des vagues que fend l'étrave.

Il n'y a pas de sillon : seulement un sillage, et il faut attendre la fin de la traversée pour connaître la traversée. Que la nuit soit finie pour juger de la nuit. Qu'elle est courte la vie d'un homme et il faudra pourtant attendre la fin de toute vie pour juger chaque vie.

Mais peut-être les pessimistes se trompent-ils. Peut-être laissons-nous tout, notre trace est partout et le regard d'un enfant qui rit, dans des millénaires et des millénaires, ce sera nous aussi. Vive l'espérance.

Peut-être dans le sang, dans l'âme, dans la couleur des jours pourra-t-on retrouver tout de nous-mêmes.

La science moderne est fascinante d'une invention qui touche à la poésie. Pourquoi nos vies laisseraient moins de trace que celle d'une coque effilée dans la mer immense ? Nous aussi, nous avons une ombre. Que celle de nos jours heureux ne disparaisse pas.

Je sais, ou plutôt je sens, que la fin de ce livre s'exprimera un jour dans un songe : une semaine, un mois, une année, peut-être davantage.

Ceux que j'ai aimés se trouveront tous là, malgré leur grand nombre. Ils se bousculeront pour figurer en bonne place sur la photo-souvenir. Je comprends déjà la raison de leur présence : Dominique, Corinne, Bruno, Pierre, Philippe, Jacques, Tran, Françoise, Antoine, Aurélie, Marie-Laure, Olivier, Isabelle, Franck, Georges, Lucie, Henri et les autres… tous anciens élèves… dont j'ai eu le temps de voir la réussite… Une photo de famille, en somme.

Mes filles et mes petits enfants entoureront Paule et le reste de la famille. Par dessus tout ce monde, je plane, je survole, je me détache, comme sur un nuage après lequel je cours pour leur livrer quelques dernières paroles.

« Bannissez l'injustice, l'envie, la jalousie. Gardez quelques principes : la solidarité, la charité, la fraternité et plus que tout l'AMOUR, l'AMOU… l'AM… ….. je me réveille, apaisé et serein.

« Mais l'Espérance doit toujours nous guider. Elle s'avance, légère, diaphane, et son pied touche les mers ; elle s'avance, elle court, mais déjà ce n'est plus l'aube, c'est l'éblouissement comme au premier jour de la Terre. »

FIN

GLOSSAIRE

ALGOLOGIE
L'algologie est une spécialité étudiant les douleurs et leurs effets sur l'organisme.

ANACHORETE
L'ermite ou l'anachorète est une personne (le plus souvent un moine) qui a fait le choix d'une vie spirituelle dans la solitude et le recueillement. Les ermites étaient à l'origine appelés *anachorètes*, l'anachorétisme (ou érémitisme) étant l'opposé du cénobitisme (état du moine qui vit en communauté).

ANTIPROTÉASES
Les inhibiteurs de protéases sont des molécules qui agissent en bloquant la fonction des protéases. Ce sont principalement des médicaments antiviraux, mais ils peuvent également lutter contre des maladies parasitaires comme le paludisme, ou agir sur des protéases humaines. Les inhibiteurs de protéases entrent dans la composition de la trithérapie administrée aux porteurs du VIH, pour lutter contre le virus du S.I.D.A. (syndrome d'immunodéficience humaine acquise, ou A.I.D.S. en anglais).

APOCRYPHE
Nous allons étudier ici les écrits apocryphes ! De quoi s'agit-il ? Il s'agit de faux écrits.
Cependant ils ont une valeur historique non négligeable qu'il faut apprécier avec réserve. Les auteurs de ces écrits sont nombreux, certains sont connus et peuvent être soit des apôtres soit des évangélistes, cela sans certitude. D'autres auteurs sont inconnus, mais l'on peut les considérer comme des chroniqueurs ayant vécu durant les cinq premiers siècles de notre ère.

APOLLINAIRE (Guillaume)
Guillaume Apollinaire est un poète et écrivain français, né polonais, sujet de l'Empire russe. D'après sa fiche militaire, il est né le 26 août 1880 à Rome et mort pour la France le 9 novembre 1918 à Paris.
Il est considéré comme l'un des poètes français les plus importants du début du XXe siècle, auteur de poèmes tels que *Zone*, *La Chanson du Mal-Aimé*, ou encore, ayant fait l'objet de plusieurs adaptations en chansons au cours du siècle, *Le Pont Mirabeau* ; mais son œuvre érotique (dont principalement un roman et de nombreux poèmes) se trouve être également passée à la postérité. Il fut le chantre de nombreuses avant-gardes artistiques de son temps, notamment du cubisme à la gestation duquel il participa, poète et théoricien de *l'Esprit nouveau*, et sans doute un précurseur majeur du surréalisme dont il a forgé le nom.

ARACHNÉEN
Qui a la finesse et la légèreté d'une toile d'araignée.
Synonymes : aérien, délicat, fin, léger.

ARCANE
Qui est secret, mystérieux.
- opération alchimique.
- mystère, secret (ex. les arcanes de la science).

ASCÈSE
L'ascèse, ou ascétisme, est une discipline volontaire du corps et de l'esprit cherchant à tendre vers une perfection.

AZIDOTHYMIDINE
L'azidothymidine est le nom original du médicament zidovudine (AZT), premier médicament autorisé pour le traitement du SIDA. Il est encore utilisé actuellement, en association avec d'autres médicaments.

BEAUVOIR (Simone de)
Simone de Beauvoir, née Simone-Lucie-Ernestine-Marie Bertrand de Beauvoir, le 9 janvier 1908 à Paris et morte le 14 avril 1986 à Paris, est une philosophe, romancière, épistolière, mémorialiste et essayiste

française. Elle a partagé la vie du philosophe Jean-Paul Sartre. Leurs philosophies, bien que très proches, ne sauraient être confondues. Simone de Beauvoir est une théoricienne importante du féminisme, et a participé au mouvement de libération des femmes dans les années 1970.

BERGSON (Henri)
Henri Bergson, né le 18 octobre 1859 à Paris où il est mort le 4 janvier 1941, est un philosophe français. Il a publié quatre principaux ouvrages : d'abord en 1889, l'*Essai sur les données immédiates de la conscience*, ensuite *Matière et mémoire* en 1896, puis *L'Évolution créatrice* en 1907, et enfin *Les Deux Sources de la morale et de la religion* en 1932. Il a obtenu le prix Nobel de littérature en 1927. Son œuvre, tombée dans le domaine public au 1er janvier 2012, est étudiée dans différentes disciplines : cinéma, littérature, philosophie, neuropsychologie, etc.

BERNANOS (Georges)
Georges Bernanos est un écrivain français, né le 20 février 1888 dans le 9ème arrondissement de Paris et mort le 5 juillet 1948 à Neuilly-sur-Seine à l'âge de 60 ans.

Georges Bernanos passe sa jeunesse en Artois, et cette région du Nord constituera le décor de la plupart de ses romans. Il participe à la Première Guerre mondiale et est plusieurs fois blessé, puis il mène une vie matérielle difficile et instable en s'essayant à la littérature. Il obtient le succès avec ses romans *Sous le soleil de Satan* en 1926, et *Journal d'un curé de campagne* en 1938.
Dans ses œuvres, Georges Bernanos explore le combat spirituel du Bien et du Mal, en particulier à travers le personnage du prêtre catholique tendu vers le salut de l'âme de ses paroissiens perdus comme Mouchette.

BORDET-WASSERMANN
La réaction de Bordet-Wasserman est une réaction ancienne, qui permet de rechercher les anticorps contre la syphilis.

BOUDDHISME

Le bouddhisme est, selon les points de vue traditionnels, une philosophie, une spiritualité ou une religion, apparue en Inde au Ve siècle av. J.-C.

CAPUS (Alfred)

Alfred Capus, né à Aix-en-Provence le 25 novembre 1857 et mort à Neuilly-sur-Seine le 1er novembre 1922 (à 64 ans), est un journaliste, romancier et dramaturge français. Connu également sous les noms de plume de *Canalis* et *Graindorge* pour *Le Figaro*.

CÉLINE (Louis Ferdinand)

Louis Ferdinand Destouches, né le 27 mai 1894 à Courbevoie, département de la Seine, et mort le 1er juillet 1961 à Meudon, plus connu sous son nom de plume Louis-Ferdinand Céline (prénom de sa grand-mère et l'un des prénoms de sa mère), généralement abrégé en Céline, est un médecin et écrivain français, le plus traduit et diffusé dans le monde parmi ceux du XXème siècle, après Marcel Proust.
Sa pensée pessimiste est teintée de nihilisme. Controversé en raison de ses pamphlets antisémites, c'est un « écrivain engagé », proche des collaborationnistes. Il est considéré, en tant qu'écrivain, comme l'un des plus grands novateurs de la littérature française du XXème siècle, introduisant un style elliptique personnel et très travaillé qui emprunte à l'argot et tend à s'approcher de l'émotion immédiate du langage parlé. André Malraux écrit de lui « ... si c'est sans doute un pauvre type, c'est certainement un grand écrivain. ».

CIMÉTIDINE

La cimétidine est un antihistaminique de type 2 de formule brute $C_{10}H_{16}N_6S$. Elle est indiquée dans le traitement de l'ulcère gastroduodénal, et du gastro-œsophagien. C'est d'ailleurs l'un des premiers traitements antiulcéreux à avoir été développé, suite à la découverte par James BLACK des différents récepteurs histaminiques (type 1 et 2).

CONFUCIANISME

Le confucianisme est la religion la plus ancienne de la Chine, basée sur l'enseignement de Confucius, il y a 2500 ans environ. Il a cohabité avec le taoïsme et le bouddhisme. C'est le système philosophique qui a été le plus suivi en Chine. Environ 150 millions de fidèles sont dénombrés.

DESAFFÉRENTATION SENSITIVE
Désafférentation : interruption des sensations au niveau d'un organe ou d'un tissu provoquée par l'absence d'influx nerveux dirigé vers celui-ci. Les douleurs de désafférentation sont dues non à des stimulations douloureuses, mais à un déséquilibre de la régulation du message douloureux.

DENIAU (Jean-François)
Jean-François Deniau, né à Paris le 31 octobre 1928, décédé à Paris le 24 janvier 2007, est un homme politique et un écrivain. Il a été ambassadeur, ministre, commissaire européen, député, président du Conseil général du Cher, essayiste et romancier, membre de l'Académie française. C'était aussi un navigateur émérite.
Il est le père du journaliste Grégoire Deniau.

DESCARTES (René)
René Descartes, né le 31 mars 1596 à *La Haye en Touraine*, ville renommée Descartes (Indre-et-Loire) à partir de 1967, et mort le 11 février 1650 à Stockholm, est un mathématicien, physicien et philosophe français.
Il est considéré comme l'un des fondateurs de la philosophie moderne. En physique, il a apporté une contribution à l'optique et est considéré comme le fondateur du mécanisme. En mathématiques, il est à l'origine de la géométrie analytique. Certaines de ses théories ont par la suite été contestées.

DETERMINISME
Le déterminisme est la théorie philosophique selon laquelle la succession des événements et des phénomènes est due au **principe de causalité**, ce lien pouvant parfois être décrit par une loi physico-mathématique qui fonde alors le caractère prédictif de ces derniers.

DICHOTOMIE
« Division en deux parties égales ».
- Aspect d'un astre quand il est dichotome.
- Mode de division d'un organe en deux branches qui se divisent à leur tour en deux ramifications chacune, et ainsi de suite.
- Division d'un concept en deux concepts contraires qui en recouvrent toute l'extension. On procède par *dichotomie* lorsqu'on divise le genre animal en Vertébrés et en Invertébrés.
Par ext. Méthode de division et subdivision binaires. Classification par dichotomie.
- Partage, contraire à la déontologie médicale, que fait de ses honoraires un chirurgien ou un spécialiste avec le médecin qui lui a adressé un malade.

DISCIPLINE (p. 39, 310)
Une discipline est un objet servant à se flageller.

EINSTEIN (Albert)
Albert Einstein (né le 14 mars 1879 à Ulm, Wurtemberg, et mort le 18 avril 1955 à Princeton, New Jersey) est un physicien théoricien qui fut successivement allemand, puis apatride (1896), suisse (1901), et enfin sous la double nationalité helvético-américaine (1940).
Il publie sa théorie de la relativité restreinte en 1905, et une théorie de la gravitation dite relativité générale en 1915. Il contribue largement au développement de la mécanique quantique et de la cosmologie, et reçoit le prix Nobel de physique de 1921 pour son explication de l'effet photoélectrique.
Son travail est notamment connu pour l'équation $E=mc^2$, qui établit une équivalence entre la matière et l'énergie d'un système.

ÉLUARD (Paul)
Eugène Émile Paul Grindel, dit Paul Éluard, est un poète français, né à Saint-Denis le 14 décembre 1895 et mort à Charenton-le-Pont le 18 novembre 1952. C'est en 1917 qu'il choisit le nom de Paul Éluard, hérité de sa grand-mère, Félicie.
Il adhère au dadaïsme et devient l'un des piliers du surréalisme en ouvrant la voie à une action artistique engagée. Il milite pour une poésie sociale et accessible à tous (*les Yeux fertiles,* 1936 ; *Cours*

naturel, 1938 ; *Donner à voir, essai,* 1939). Dans ses écrits politiques, comme dans les autres recueils poétiques (*Poésie ininterrompue I, 1946* ; *Corps mémorable, 1947* ; *Poésie ininterrompue II, posthume, 1953*), Éluard continue à utiliser une écriture tout à la fois simple et empreinte d'éblouissantes métaphores ("La terre est bleue comme une orange").

ENDOMORPHINES
Les endorphines, ou endomorphines, sont secrétées par l'hypophyse et l'hypothalamus chez les vertébrés lors d'activités physiques intenses, excitation, douleur et orgasme. Elles ressemblent aux opiacés par leur capacité analgésique et à procurer une sensation de bien-être.
Découvertes dans les années 1970, les endorphines (de morphine et endogène) sont des neurotransmetteurs agissant sur les récepteurs opiacés. On les retrouve entre autres dans le cerveau et la moelle épinière ainsi que dans le système digestif.

EURIPIDE
Né vers 480 avant J.-C., sur l'île grecque de Salamis, Euripide meurt en 406. Il est d'une génération après Eschyle (526-456), et un peu plus jeune que Sophocle, qui meurt la même année que lui (496-406). On dit qu'il a fréquenté Socrate (472-399).
On le dit influencé par les sophistes et les philosophes, parce qu'il les cite et les discute souvent dans ses drames. Euripide reste, toute sa vie, un esprit curieux et méditatif ouvert à tous les courants d'idées. Il commence vraisemblablement à écrire à l'âge de 18 ans. Contrairement à Sophocle, Euripide ne prend aucune part active à la politique, mais n'hésite pas à placer des allusions politiques dans ses écrits.

EXHIBITIONNISME
Pulsion pathologique qui pousse quelqu'un à montrer ses organes sexuels.

FREUD (Sigmund)
Sigmund Freud est né le 6 mai 1856 à Freiberg, Moravie et mort le 23 septembre 1939 à Londres (Royaume-Uni), est un médecin neurologue juif autrichien, pionnier de la psychanalyse.

Médecin viennois, Freud rencontre plusieurs personnalités importantes pour le développement de la psychanalyse, dont il est le principal théoricien. Son amitié avec Wilhelm Fliess, sa collaboration avec Josef Breuer, l'influence de Jean-Martin Charcot et des théories sur l'hypnose de l'École de la Salpêtrière vont le conduire à repenser les processus et instances psychiques, et en premier lieu les concepts d'inconscient, de rêve et de névrose, puis à proposer une technique de thérapie, la cure psychanalytique.

FRENCH CANCAN
Le French cancan est une célèbre forme de spectacle musical et chorégraphique (Moulin Rouge, à Paris).

GALAXIES
Une galaxie est, en cosmologie, un assemblage d'étoiles, de gaz, de poussières et de matière noire, contenant parfois un trou noir super massif en son centre.
Exemple : La Voie lactée, la galaxie dans laquelle se trouve le Système solaire, compte quelques centaines de milliards d'étoiles et a une extension de l'ordre de 100 000 années-lumière.

GALILÉE
Galilée est un physicien et un astronome italien du XVIIème siècle, né à Pise le 15 février 1564 et mort à Arcetri, près de Florence, le 8 janvier 1642.

GLOSSODYNIE
La glossodynie est une douleur au niveau de la langue, qui se situe le plus souvent sur la pointe ou les bords. L'origine d'une glossodynie peut être diverse : glossite, trouble psychosomatique ou inconnue.

GREEN (Graham)
Graham Greene (2 octobre 1904 à Berkhamsted, dans le comté de Hertfordshire - 3 avril 1991) est un écrivain britannique. Il a écrit des romans, des nouvelles, des récits de voyage et des critiques dans lesquels il explore l'ambivalence morale et politique du monde moderne et s'interroge sur le catholicisme.

GUÉNARD (Tim)
Tim Guénard est un écrivain français. Dans son premier livre, *Plus fort que la haine,* il raconte comment, enfant battu devenu délinquant, il est parvenu à se libérer de la haine. Le succès de son livre l'a amené à multiplier les rencontres avec des jeunes touchés par son parcours d'enfant bafoué. Marié, père de quatre enfants, il accueille des personnes en difficulté dans sa maison des Pyrénées.

HAIRE
Petite chemise faite d'un tissu de poil de chèvre, de crin ou de tout autre poil rude et piquant, qu'on porte sur la chair par mortification. *Laurent, serrez ma haire avec ma discipline, Et priez que toujours le Ciel vous illumine.* Molière, *Tartuffe*, Acte III, scène 2.

HINDOUISTE
Croyant qui pratique l'hindouisme.

HISTOLOGISTE
Celui qui pratique l'histologie, branche de la biologie et de la médecine qui étudie les tissus biologiques. Elle est à mi-chemin entre la biologie cellulaire, l'anatomie, la biochimie et la physiologie. On parlait autrefois d'anatomie microscopique. Elle a pour but d'explorer la structure des organismes vivants, les rapports constitutifs et fonctionnels entre leurs éléments fonctionnels, ainsi que le renouvellement des tissus. Elle participe à l'exploration des processus pathologiques et de leurs effets.

HOMÈRE
Homère est réputé avoir été un aède (poète) de la fin du VIIIème siècle av. J.-C. On lui attribue les deux premières œuvres de la littérature occidentale : l'*Iliade* et l'*Odyssée*. Il était simplement surnommé « le Poète » par les Anciens.

ILIADE
L'*Iliade* est une épopée de la Grèce antique attribuée à Homère. Ce nom provient de la périphrase « le poème d'Ilion » étant l'autre nom de la ville de Troie.

INTERSTELLAIRE
Dans son acception la plus générale, le milieu interstellaire est le milieu qui, dans une galaxie, remplit l'espace entre les étoiles.

JACOB (François)
François Jacob, né le 17 juin 1920 à Nancy, est un chercheur en biologie français. En 1965, il est récompensé du prix Nobel de physiologie ou médecine.
Du 12 octobre 2007 au 12 octobre 2011, il est chancelier de l'Ordre de la Libération pour une période de quatre ans, en remplacement de Pierre Messmer. Fred Moore lui succède.

LABICHE (Eugène)
Eugène Labiche est un dramaturge français, né le 6 mai 1815 à Paris, où il meurt le 22 janvier 1888. Il a été élu membre de l'Académie française en 1880 au fauteuil 15, à la suite du journaliste Ustazade Silvestre de Sacy.

LAUTRÉAMONT (Isidore Lucien)
Isidore Lucien Ducasse, né à Montevideo (Uruguay), le 4 avril 1846, et mort dans le 9ème arrondissement de Paris le 24 novembre 1870, est un poète français. Il est également connu sous le pseudonyme de comte de Lautréamont.
Il est l'auteur des *Chants de Maldoror*, de deux fascicules, *Poésies I* et *Poésies II*, ainsi que d'une correspondance habituellement publiée sous le titre de *Lettres*, en appendice des œuvres précédentes. Son œuvre compte parmi les plus fascinantes du XIXème siècle, d'autant plus que l'on sait très peu de choses sur leur auteur, mort très jeune, à vingt-quatre ans.

LERICHE (René)
René Leriche, né le 12 octobre 1879 à Roanne et mort le 28 décembre 1955 à Cassis, est un chirurgien et physiologiste français, spécialiste de la chirurgie du sympathique et de la douleur.
LYMPHE
La lymphe est un liquide biologique jaunâtre de réaction alcaline. Sa composition est analogue à celle du plasma sanguin, dont elle n'est qu'un filtrat. Elle contient des globules blancs, notamment des

lymphocytes. La lymphe est donc du sang dépourvu de globules rouges, baignant les organes, plus pauvre en nutriments que le sang et plus riche en déchets. On distingue deux types de lymphes : la lymphe interstitielle et la lymphe canalisée.

LYMPHOMES

Un lymphome est un cancer du système lymphatique aux dépens des lymphocytes.

Le système lymphatique comprend la moelle osseuse, la rate, le thymus, les ganglions lymphatiques et les vaisseaux sanguins ; il assure la défense de l'organisme contre les microbes, parasites, toxines, corps étrangers. Les lymphomes non hodgkiniens sont des néoplasies développées à partir des tissus lymphoïdes.

LYMPHO-GRANULOME VÉNÉRIEN

Le lympho-granulome vénérien, ou maladie de Durand-Nicolas-Favre, est une infection sexuellement trans-missible. Elle affecte surtout le système lymphatique. Aux États-Unis, en Europe, en Australie et dans la majeure partie de l'Asie et de l'Amérique du Sud, elle est généralement considérée comme une maladie rare. Elle est endémique en Afrique, en Inde, dans certaines régions du sud-est asiatique et dans les Antilles. Elle atteint les sujets jeunes et représente une grande cause de stérilité chez la femme. Cette infection peut passer inaperçue chez l'homme, mais surtout chez la femme, d'où la facilité de transmission. C'est une IST fréquente en région tropicale.

MANDUCATEUR

L'appareil manducateur est l'appareil servant à manger.

L'appareil manducateur est la première étape de la communication de l'individu avec le monde extérieur : parler, manger, boire, etc. C'est un système constitué des arcades dentaires de la mandibule et des maxillaires, de la langue et du palais. L'articulation temporo-mandibulaire et les muscles maxillaires sont les rouages du mécanisme de mastication ou de posture.

MANICHÉENNE

Le manichéisme est une religion, aujourd'hui disparue, dont le fondateur fut le perse Mani au IIIème siècle.

C'est un syncrétisme du zoroastrisme (Zoroastre : nom grec de Zarathoustra), du bouddhisme et du christianisme ; les partisans de ce dernier le combattirent avec véhémence.
Par dérivation et simplification du terme, on qualifie aujourd'hui de *manichéenne* une pensée ou une action sans
nuances, voire simpliste, où le bien et le mal sont clairement définis et séparés.
La conception manichéenne du monde selon deux axes opposés du bien et du mal nous a été léguée par le zoroastrisme, qui avait pour divinité le feu sacré. Cette religion nous vient du Proche Orient et de l'Arabie antiques et ne cadre pas avec la conception égyptienne de la divinité. Le principe divin le *netjer* est, lui, unique mais se manifeste et se révèle sous de multiples formes qui sont les dieux. Ces dieux comportent tous un aspect positif et négatif, complément nécessaire de leur fonction dans le cosmos imaginé par les anciens égyptiens.

MARX (Karl)
Karl Heinrich Marx, né le 5 mai 1818 à Trèves en Rhénanie et mort le 14 mars 1883 à Londres, est un
essayiste, et théoricien révolutionnaire socialiste et communiste allemand.
Il est connu pour sa conception matérialiste de l'histoire, sa description des rouages du capitalisme, et pour son activité révolutionnaire au sein des organisations ouvrières en Europe. Il a notamment participé à l'Association internationale des travailleurs. L'ensemble des courants de pensées inspirés des travaux de Marx est désigné sous le nom de marxisme. Il a eu une grande influencc sur le développement ultérieur de la sociologie.

MONTESQUIEU (baron de)
Charles-Louis de Secondat, baron de La Brède et de Montesquieu, connu sous le nom de Montesquieu, né le 18 janvier 1689 à La Brède (Guyenne, à côté de Bordeaux), mort le 10 février 1755 à Paris, est un moraliste et surtout
un penseur politique, précurseur de la sociologie, philosophe et écrivain français des Lumières.

MORNE
Petite montagne au sommet arrondi. Entre deux mornes existe au fond une vallée.

NARCISSISATION
Le fait de s'admirer soi-même, d'aimer son image, de se valoriser à l'extrême.

NEUROLYSE
Une neurolyse est une intervention chirurgicale qui a pour objectif de libérer un nerf qui est comprimé au niveau d'un point précis.

NEUROSCIENCES
Les neurosciences désignent l'étude scientifique du système nerveux, tant du point de vue de sa structure que de son fonctionnement, depuis l'échelle moléculaire jusqu'au niveau des organes, comme le cerveau, voire de l'organisme tout entier.

NEUROTRANSMETTEURS
Les neurotransmetteurs, ou neuromédiateurs, sont des composés chimiques libérés par les neurones (et parfois par les cellules gliales) agissant sur d'autres neurones, appelé neurone post-synaptique, ou, plus rarement, sur d'autres types de cellules (comme les cellules musculaires et les cellules gliales comme les astrocytes).

NICOLLE (Charles)
Charles Jules Henri Nicolle (21 septembre 1866 à Rouen - 28 février 1936 à Tunis) est un médecin et microbiologiste français. Il est lauréat du prix Nobel de physiologie ou médecine de 1928.

NICOT (Jean)
Jean Nicot (1530 - 4 mai 1600) est considéré comme l'introducteur du tabac en France.

NOCICEPTION
La nociception est une fonction défensive, d'alarme. C'est l'ensemble des phénomènes permettant l'intégration au niveau du système nerveux central d'un stimulus douloureux via l'activation des

nocicepteurs (récepteurs à la douleur) cutanés, musculaires et articulaires. Le transport de l'information sensorielle par les nerfs se fait de la périphérie (lieu du ressenti de la douleur) jusqu'à l'encéphale. Il faut que la stimulation dépasse un certain seuil pour qu'il y ait un déclenchement d'une réponse électrique, c'est la théorie du "gate control".

ŒSOPHAGITE
L'œsophagite est une inflammation de l'œsophage. Elle peut être aigue ou chronique.

ŒSOPHAGE
L'œsophage transporte les aliments solides et les liquides déglutis vers l'estomac grâce au péristaltisme (l'onde séquentielle de la musculature lisse de l'œsophage). Il a une longueur de 25 à 30 cm chez l'adulte et 5 cm chez le nouveau-né.

OMS
L'Organisation mondiale de la santé (OMS), est une institution spécialisée de l'Organisation des Nations unies (ONU) pour la santé publique. Cette organisation dépend directement du Conseil économique et social des Nations unies et son siège se situe à Genève. Selon sa constitution, l'OMS a pour objectif d'amener tous les peuples du monde au niveau de *santé* le plus élevé possible, la *santé* étant définie dans ce même document comme un « état de complet bien-être physique, mental et social et ne consistant pas seulement en une absence de maladie ou d'infirmité ». Sa directrice générale actuelle est le Dr Margaret Chan depuis le 4 janvier 2007.

ONCOLOGIE
L'oncologie ou carcinologie ou cancérologie est la spécialité médicale d'étude, de diagnostic et de traitement des cancers. Un médecin qui pratique cette discipline est appelé *oncologue* ou *cancérologue*.

PARODONTE
Le parodonte, ou périodonte, est l'ensemble des tissus de soutien de la dent (*odonte*). Il comprend : l'os alvéolaire du maxillaire (mâchoire supérieure) ou de la mandibule (mâchoire inférieure), le ligament

alvéolo-dentaire ou *desmodonte*, la gencive, le cément de la racine dentaire, des éléments nerveux (récepteurs parodontaux ou proprio-cepteurs desmodontaux, récepteurs algiques, fibres nerveuses) et des vaisseaux sanguins (artérioles, veinules).

PERRICHON (Monsieur)
« Le Voyage de M. Perrichon » est une comédie en quatre actes d'Eugène Labiche et Édouard Martin, représentée pour la première fois le 10 septembre 1860 au théâtre du Gymnase, à Paris.

PHRASÉOLOGIE
En linguistique : Ensemble des constructions et des expressions propres à une langue, un milieu, une spécialité, une époque. *Péjoratif* : Assemblage de formules prétentieuses, de termes compliqués ou vides de sens.

PHYSIOPATHOLOGIE
La physiopathologie est la discipline biologique qui traite des dérèglements de la physiologie, c'est-à-dire les dérèglements du mode de fonctionnement normal des éléments constitutifs du corps humain, d'un animal ou d'un végétal. La physiopathologie envisage à la fois les mécanismes physiques, cellulaires ou biochimiques qui conduisent à l'apparition d'une maladie et les conséquences de celle-ci.

PIETA
La *Pietà*, ou Vierge de Pitié, est un thème artistique de l'iconographie de la peinture chrétienne représentant la Vierge Marie en *Mater dolorosa* (expression latine), mère pleurant son enfant qu'elle tient sur ses genoux, en l'occurrence Christ descendu mort de la Croix avant sa mise au tombeau, événement placé avant sa Résurrection, précédant son Ascension. La scène de la Déploration du Christ est, quant à elle, traitée de manière plus ample et représente, en plus du Christ et de sa Mère, les autres personnages qui étaient auparavant au pied de la Croix.

PRIMUM NON NOCERE

Primum non nocere est une locution latine qui signifie : « d'abord, ne pas nuire ». C'est un des principaux préceptes appris aux étudiants en médecine.

Son origine est incertaine. La plus ancienne trace de son principe se trouve dans le traité des *Épidémies* d'Hippocrate, daté de 410 av. J.-C. environ, qui définit ainsi le but de la médecine : « Avoir, dans les maladies, deux choses en vue : être utile ou du moins ne pas nuire »

Le principe de malfaisance dérive de cette sentence. Une autre façon de l'exprimer est que, dans un problème particulier, il peut être préférable de ne pas faire quelque chose ou même de ne rien faire que de risquer de faire plus de mal que de bien.

PROPHYLAXIE

Une prophylaxie désigne le processus actif ou passif ayant pour but de prévenir l'apparition ou la propagation d'une maladie.

Le terme fait aussi bien référence à des procédés médicamenteux qu'à des campagnes de prévention ou à des « bonnes pratiques » adaptées. La prophylaxie peut être l'initiative d'une personne qui s'est exposée à un risque. Une prophylaxie peut amener à suivre un traitement médical, mais il s'agit avant tout d'un processus liant la prise de conscience d'un risque constaté ou pressenti, à une réponse médicale ou sanitaire.

PSYCHO-PROPHYLACTIQUE

Adjectif invariable. Relatif à la psychoprophylaxie, préparation psychologique préventive à une épreuve.

PYRAMIDON / PYRAMIDION

Vient de *Pyramidion* = petite pyramide quadrangulaire qui termine les obélisques.

« En ce qui concerne le corps, avec la Médecine Nouvelle, la Médecine a fait de grands et significatifs progrès…

Sans doute était-il logique, à l'Aube de l'Ère Nouvelle, que la Médecine du corps, représentant la base de la Pyramide de la Santé, progresse la première.

Mais qu'en est-il en ce qui concerne le Pyramidion de la Pyramide de la Santé, c'est-à-dire la Médecine de l'Âme ?
Celle-ci est aussi en train de fortement progresser.
Le gros avantage de la Médecine de l'Âme sur la Médecine du corps c'est que, lorsque l'âme est guérie, le corps peut aussi guérir, alors que la réciproque n'est pas forcément vraie. », (Jean-François Jacob, in *Le Chemin de la Santé Parfaite*, Editions L'Art de vivre, 2005).

RANITIDINE
La ranitidine appartient à la classe de médicaments appelés *antagonistes des récepteurs H2*. On utilise la ranitidine pour réduire la quantité d'acide sécrétée par l'estomac afin de réduire les douleurs des ulcères ou les brûlures d'estomac ou pour faciliter la guérison des ulcères. On l'utilise pour traiter les ulcères gastriques (de l'estomac) et duodénaux (des intestins) de même que les reflux gastro-œsophagiens. On utilise également la ranitidine dans certaines circonstances pour prévenir les ulcères et pour traiter une affection associée à une forte sécrétion d'acide gastrique.

RELAPSE
Qui est retombé dans l'hérésie.
Il se disait, dans l'ancienne Église, de Ceux qui retombaient dans le même péché pour lequel ils avaient déjà fait pénitence publique.

REMUGLES
Odeurs de moisi, de renfermé.

SARCOME DE KAPOSI
Le sarcome de Kaposi est un cancer qui provoque l'apparition de tumeurs violacées ou brunâtres qui ressemblent à des plaies sur la peau. Il peut également s'attaquer aux organes internes ou aux muqueuses de la bouche, du nez et de l'anus. C'est une complication grave de l'anus.
SADE (Marquis de)
Donatien-Alphonse-François de Sade naît à Paris le 2 juin 1740. Il est le descendant d'une vieille et prestigieuse famille de l'aristocratie de Provence. A 14 ans, il entre dans une école militaire réservée aux fils de la plus ancienne noblesse et, sous-lieutenant un an plus tard,

participe à la guerre de Sept ans contre la Prusse. Il y brille par son courage, mais aussi par son goût pour la débauche. Revenu, en 1763, avec le grade de capitaine, il fréquente les actrices de théâtre et les courtisanes. Son père, pour y mettre fin, cherche à le marier au plus vite.

SCHISMATISME
Faire schisme, être dans le schisme, se séparer de la communion d'une religion.

SCHŒLCHER (Victor)
Victor Schœlcher, né à Paris le 22 juillet 1804 et mort à Houilles le 25 décembre 1893, est un homme politique français et est surtout connu pour avoir définitivement aboli l'esclavage en France le 27 avril 1848. Le lycée de FORT de FRANCE porte son nom.

SCIATALGIE
Névrite du nerf sciatique, horriblement douloureuse.

SCORIES
Les scories sont des déchets solides provenant des opérations de traitement des minéraux métalliques ou de l'affinage de certains métaux, elles surnagent le métal en fusion.

SEMBAT (Marcel)
Marcel Sembat, né le 19 octobre 1862 à Bonnières-sur-Seine et mort le 5 septembre 1922 à Chamonix, est un homme politique et ministre français.
Docteur en droit, avocat auprès de la cour d'appel de Paris, Marcel Sembat fut également journaliste, chroniqueur judiciaire à *La République française*, le journal de Léon Gambetta. Cofondateur de *La Revue de l'évolution*, il adhéra au Comité révolutionnaire central (parti socialiste de tendance blanquiste), qui devint en 1897 le Parti socialiste révolutionnaire, dont il fut un des dirigeants, puis le Parti socialiste de France en 1902 et la SFIO en 1905. Directeur de *La Petite République*, le journal socialiste animé par Jean Jaurès, il collabora à *La Revue socialiste*, à *La Lanterne*, à *L'Humanité*, journal dans lequel il tint une rubrique de politique étrangère.

Marcel Sembat avait épousé Georgette Agutte, peintre fauve et sculpteur (qui légua au musée de Grenoble une importante collection de peintures de Matisse, Derain, Rouault, Signac, Vlaminck et Van Dongen). Il fut l'ami des peintres Marquet, Signac et Odilon Redon.

SHAKESPEARE (William)
William Shakespeare, né probablement le 23 avril 1564 à Stratford-upon-Avon et mort le 23 avril 1616 dans la même ville, est considéré comme l'un des plus grands poètes, dramaturges et écrivains de la culture anglaise. Il est réputé pour sa maîtrise des formes poétiques et littéraires, ainsi que sa capacité à représenter les aspects de la nature humaine.

SHERRINGTON (Sir Charles Scott)
Sir Charles Scott Sherrington, né le 27 novembre 1857 dans le district d'Islington de Londres et mort le 4 mars 1952 (à 94 ans) à Eastbourne (Sussex, Angleterre) est un médecin et scientifique britannique connu pour ses importantes contributions en physiologie et neurosciences et pour avoir inventé le terme de *synapse*. En 1932, il partage avec Edgar Douglas Adrian le prix Nobel de physiologie ou médecine « pour leurs découvertes sur les fonctions des neurones ».

SOCRATE
Socrate (-470 à -399) est un philosophe de la Grèce antique, considéré comme l'un des inventeurs de la philosophie morale et politique. Il n'a laissé aucune œuvre écrite ; sa philosophie s'est transmise par l'intermédiaire de témoignages indirects (en particulier par les écrits de ses disciples Platon et Xénophon).

SOMATIQUE
Adjectif (du grec *sôma*, *sômatos*, corps). Qui concerne le corps (par opposition à *psychique*).

STOÏCISME
Le stoïcisme est une école philosophique de la Grèce antique, fondée par Zénon de Cition en 301 av. J.-C. C'est par la suite un courant philosophique hellénistique qui a traversé les siècles, subi des transformations (notamment avec Chrysippe en Grèce et à Rome avec

Cicéron, Sénèque, Épictète, Marc Aurèle), puis exercé diverses influences, allant de la période *classique* en Europe (en particulier au XVIIème siècle, chez René Descartes) jusqu'à nos jours.

STOMATIQUE
Terme de médecine. Médicaments stomatiques, médi-caments que l'on emploie dans les diverses affections de l'intérieur de la bouche ; tels sont les dentifrices, les masticatoires, les gargarismes.

STOMATODYNIE
Les stomatodynies ou encore les glossodynies sont des " souffrances " ressenties dans la bouche ou au niveau de la langue, sans que ces termes n'en précisent la nature ou la cause. Depuis une vingtaine d'années, il semble que ces affections douloureuses soient de plus en plus fréquentes, ce qui embarrasse à l'évidence le praticien "classique" et traduisent une sorte de mal vivre. Durant de nombreuses années, on parlait essentiellement de glossodynies, car la localisation linguale est de loin la plus fréquente. Mais d'autres localisations, comme la gencive, les lèvres, le palais, voire des dents (le plus souvent saines), justifient le terme plus générique de stomatodynies.

TAOÏSME
Le taoïsme est à la fois une philosophie et une religion chinoise, regroupant vingt millions de disciples. Plongeant ses racines dans la culture ancienne, ce courant se fonde sur des textes, dont le *Tao Tö King* de Lao Tseu, et s'exprime par des pratiques, qui influencèrent tout l'Extrême-Orient. Il apporte entre autres : une mystique quiétiste, reprise par le bouddhisme Chan (ancêtre du *zen* japonais) ; une éthique libertaire qui inspira notamment la littérature ; un sens des équilibres *yin yang* poursuivi par la médecine chinoise et le développement personnel ; un naturalisme visible dans la calligraphie et l'art.
Ces influences, et d'autres, encouragent à comprendre ce qu'a pu être cet enseignement dans ses époques les plus florissantes.

TELLURIQUE
- Relatif à la terre ou au sol : *Plusieurs secousses **telluriques** ont été signalées dans cette région.*

- Astronomie : Qualifie les planètes similaires à la Terre par leur constitution de roches et non de gaz.
- Chimie : Qualifie l'acide produit par la combinaison du tellure avec l'oxygène et les sels formés avec ce métal.

TRAITEMENT CANALAIRE
Traitement conservateur des racines d'une dent après dévitalisation.

VALJEAN (Jean)
Jean Valjean (1769 - 1833) est un personnage très important des *Misérables* de Victor Hugo.
Ancien forçat, il trouve asile aux hasards d'une course errante chez Mgr Myriel, évêque de Digne (Mgr Bienvenu dans le texte).
Il se laisse tenter par des couverts en argent et déguerpit à l'aube. Des gendarmes le reprennent, mais l'évêque témoigne en sa faveur et le sauve.
Cette générosité le bouleverse et il devient honnête.

WESTERN BLOT
Un transfert de protéines (également appelé *western blot* ou buvardage de western), est une méthode de biologie moléculaire permettant la détection et l'identification de protéines spécifiques dans un échantillon biologique (sérum ou autre extrait ou homogénat tissulaire). C'est un outil de diagnostic complémentaire.

TABLE DES MATIÈRES

L'HARMATTAN, ITALIA
Via Degli Artisti 15; 10124 Torino

L'HARMATTAN HONGRIE
Könyvesbolt ; Kossuth L. u. 14-16
1053 Budapest

ESPACE L'HARMATTAN KINSHASA
Faculté des Sciences sociales,
politiques et administratives
BP243, KIN XI
Université de Kinshasa

L'HARMATTAN CONGO
67, av. E. P. Lumumba
Bât. – Congo Pharmacie (Bib. Nat.)
BP2874 Brazzaville
harmattan.congo@yahoo.fr

L'HARMATTAN GUINÉE
Almamya Rue KA 028, en face du restaurant Le Cèdre
OKB agency BP 3470 Conakry
(00224) 60 20 85 08
harmattanguinee@yahoo.fr

L'HARMATTAN CAMEROUN
BP 11486
Face à la SNI, immeuble Don Bosco
Yaoundé
(00237) 99 76 61 66
harmattancam@yahoo.fr

L'HARMATTAN CÔTE D'IVOIRE
Résidence Karl / cité des arts
Abidjan-Cocody 03 BP 1588 Abidjan 03
(00225) 05 77 87 31
etien_nda@yahoo.fr

L'HARMATTAN MAURITANIE
Espace El Kettab du livre francophone
N° 472 avenue du Palais des Congrès
BP 316 Nouakchott
(00222) 63 25 980

L'HARMATTAN SÉNÉGAL
« Villa Rose », rue de Diourbel X G, Point E
BP 45034 Dakar FANN
(00221) 33 825 98 58 / 77 242 25 08
senharmattan@gmail.com

L'HARMATTAN TOGO
1771, Bd du 13 janvier
BP 414 Lomé
Tél : 00 228 2201792
gerry@taama.net

Achevé d'imprimer par Corlet Numérique - 14110 Condé-sur-Noireau
N° d'Imprimeur : 94271 - Dépôt légal : janvier 2013 - *Imprimé en France*

www.ingramcontent.com/pod-product-compliance
Lightning Source LLC
LaVergne TN
LVHW011308061026
849535LV00005B/1463